読むだけ整体

Yoshihiro Tomoda
友田義大

BYAKUYA BIZ BOOKS

はじめに　本物の知識を

私は治療家として20年以上現場に立ち続けてきました。はじめて現場に立ったのは23歳の11月4日でした。当時は出張がメインで、紹介でご家族全員を診させていただくことも多かったのですが、正直、今と比べると知識も技術もまだまだでした。ただ、一人ひとりに誠実にまごころを込めて施術をしていました。

整体師、治療家、カイロプラクター。どのような呼び方でもいいのですが、私はこの仕事を心から愛しています。生まれ変わっても同じ仕事をしたいと思っています。心で感じ、手で癒す。最高のハッピービジネスの一つです。

この20数年の中で、私は誰にも負けない技術と知識を身につけてきたという自負があります。それだけの実績があります。だからこそ、ずっと心の中でもやもやとした気持ちを抱えてきました。

「もっと早く良くしてあげたい」

私のもとにお越しになるお客様に全身全霊で笑顔と感動を共有することを徹底してきました。皆さん、笑顔でお帰りになります。けれど、本当はもっと早く健康に導きたい。私一人では診られるお客様に限りがあります。その思いからスタッフを雇用して育て、より多くのお客様を救えるようになりました。けれど、もっと。もっと多く、もっと早く、本当の意味での健康に導けるのではないか。

そういった想いが日々積み重なり、求め続けた中でひらめきました。

「読むだけで健康に導ける、本質的な健康情報だけの本を書こう！」

くわしくは本文でお話ししますが、世の中の健康情報には、ちょっとずつウソが混じっています。

すべてウソというわけではありません。健康産業に携わる方は皆、世の中の人たちに健康になってもらいたい気持ちを持っていて、一生懸命に発信しています。一生懸命に治療をし、施術をし、サービスを提供しています。

それでも現実には、世の中の多くの人は健康になっていないのです。

口惜しい。こんなに本気なのに。けれど、事実をきちんと受け止めて、より良くしていくほかありません。

私が開業したのは2008年の7月7日、七夕の日でした。私はそれまで、看護師として働いていました。しかし、あるカイロプラクターとの出会いに感動し、カイロプラクティックの大学へ入学。海外での学びを終え、一人の治療家、カイロプラクターとして自信と誇り、夢を抱いて松山市の地元の町に小さな治療院を構えました。8坪の小さな治療院です。治療家一人、ベッド一台。実家の近くに治療院を構えたのは、まずは自分の周りの人たち、自分を育ててくれた地元の方たちを笑顔にできなければ、松山で一番、日本で一番になんてなれないと思ったからです。

私の夢は、本物の健康産業を愛媛から日本、世界へ広げていくことです。

本物の健康産業とは何か？

一流の技術。最新の知識。お客様に寄り添う愛。これらを兼ねそろえた別格の整体師が集まった集団が健康への不安を払拭していく、まさに社会貢献です。

だからこそ、この本は誠心誠意を込めて書いています。私が20年以上の経験から手にした健康の本質をお伝えしたいからです。

本書は全7章構成です。

第1章は世の中にあふれる健康情報について。

第2章は身体に出る不調のサインについて。

第3章は自律神経について。

第4章は血糖値について。

第5章は睡眠について。

第6章は腸内環境について。

第7章は運動について。

このような流れで身体の中から健康になるための知識をすべて網羅しました。
あなたの健康にお役立ていただければ幸いです。

2024年　夏

友田義大

目次

第1章 9割が間違えている「健康」

第2章

これがアカンなら全部アカン！

第3章

医者も説明できない自律神経

第4章　血糖値の乱れがすべてのはじまり

第5章

睡眠はこの世の最高の癒し

第6章

腸内環境がよければ「ヨシッ」

第7章 寝て、食べたら、最後は運動

第 1 章

9割が間違えている「健康」

世の中の健康情報にはちょっとずつウソが混じっている

さっそくですが、質問です。

今、世の中にどれほどの健康情報があるか知っていますか？

質問しておいてなんですが、私にはわかりません(笑)。

というのも、健康にまつわる情報はあまりにも膨大で、ネットニュース、ブログ、動画、インスタやTikTok、雑誌や本、どのような媒体でも健康情報は出てきます。

試しにグーグルで「健康」と検索してみると、約 2,050,000,000 件の検索結果が出ます。私は愛媛県松山市に住んでいるので、松山市を基点に「健康」にまつわる情報を拾っていると考えれば、主に日本だけで約20億の情報量になります。これが世界中だとどれほどの情報量になるのか、もうわけがわからないレベルですよね。

なぜ、これほどたくさんの健康情報が必要になっているのでしょうか？

答えはシンプルで、健康が私たちにとってかけがえのない大切なものだからです。

「健康がすべてではないが、健康を失えばすべてを失う」

これは、私が尊敬するある経営者の言葉です。健康産業を生業とする私も思わずうなるほど的を射た言葉だと思います。健康はどんな人にとっても大切です。当たり前すぎることかもしれませんが、当たり前のことだからこそ、一度立ち止まって、本質的なことをお伝えしていきたいのです。

さて、健康情報がこれだけたくさんある世の中ですが、それは言い換えると健康を失うことを恐れている人が多いとも言えます。失いたくないから健康情報を求め、求められるからこれだけ多くの情報が飛び回っているのでしょう。

みんなが健康なら健康情報には価値がありません。あなたが今、健康であるならこの本だって手に取らなかったと思います。今、健康でない、または健康に不安があるから求めていただいたはずです。

私たちの本業である整体院もそのように求められているから、今ではコンビニよりも多いと言われるくらい、日本のあちこちにあります。病院や鍼灸、整骨院、さまざまな診療所は町を歩けばどこにでも見つけられます。

しかも、世の中の健康情報は増え続けています。世界で見たとき、健康産業は毎年130％近く成長しています。つまり、健康に不安を抱えている人、健康を求めている人が増え続けているのです。不思議ですよね。健康に導くための情報やお店、サービスがこれだけあるのに、一向に健康への不安が減っていません。

健康産業は毎年130％成長です。単にお店が増えているのではなく、そこに払われているお金が130％増えているということです。

けれど、健康を求める人、健康を害したままの人が減っていません。

それに対する答えは一つです。今、世の中に出回っている健康情報のほとんどが効果的ではないからです。間違っているとは言いません。効果が弱いのです。

そして、自戒を込めてあえて言います。この結果は、多くの病院、整体院、鍼灸、大小さまざまな「健康を提供する側」が力不足だからです。私たちの整体院も例外ではありません。まだまだ貢献しきれていないと痛感しています。

今、世の中に出回っている約 2,050,000,000 件の健康情報は本質ではありません。ただしウソではない。しかし、健康の本質からちょっとだけズレているのです。

そのズレの正体を、まずは解き明かしていきましょう。

健康の反対は病気ではない！

それでは、またまた質問です。

健康な人とそうでない人の違いはどこにあるのでしょうか？

健康の反対は何だと思いますか？

おそらく、ほとんどの方が「病気」と答えると思います。健康の反対は病気。まず、この認識がズレの正体の一つです。

健康の反対は病気ではありません。病気とは、身体からのサインでしかなく、表面的な現象にすぎません。病気と診断されても健康と言える方もいますし、病気と診断されていなくても健康を害している人はたくさんいます。

では、健康の反対とは？

健康の反対は「寝ても直らない」ことです。

「寝たら直る」というのは私の造語のようなものです。つまり、どこかが痛かったり、病気になっていたとしても、寝ている間に回復してしまえる状態です。健康ではない人は、この「寝ている間に直す力」が弱いのです。

「直らない」を「治」ではなく「直」にしているのは、元に戻るという意味があるからです。

身体を元に戻す働きを専門用語では「生体恒常性（ホメオスタシス）」と言います。私たちの身体は夏でも冬でも体温はだいたい同じ温度だし、走れば心臓が早く動きますがそのうち落ち着くし、転んで擦り傷ができても塞がっていきますよね。これは、身体の「元の状態」に戻そうとする働きのおかげです。

この働きがなければ、私たちは2～3度も気温が変化するだけで死んでしまいます。一度、走ってしまえば心拍数が戻らず、血圧は上がり続けて脳の血管が破裂してしまうでしょう。

健康な人は、この「元に戻す」機能が十分に働いています。調子の悪い日があっても、寝て起きれば元気になっています。身体が寝ている間に「元の状態」に戻してくれるからです。

その最たる例が「子ども」です。あなたも小学生のころ、一日遊んで疲れたり、風邪を引いても、寝ていれば次の日は元気だったと思います。

ところが、大人になるにつれて――最近は子どものころから健康でない人も増えてきましたが――寝ても元に戻らなくなってきて、健康に不安を感じるようになってきたのではないでしょうか。

健康でいるために必要なのは、いかに自分の「元に戻す」力を発揮させるかです。毎日ヨガをしたり、ウォーキングをがんばったり、食事に気をつけたり、ストレスを溜めないように心がけることも大事ですが、本質は「寝たら元に戻っているのか」です。

私たちはなぜ病気になるのか？

健康の反対は病気ではありません。

では、病気とは何なのでしょうか。

病気とは、身体が「元に戻したい」のに戻せなくて、それでもなんとかしようと抗っている状態を言います。

〝あきらかに、病気とは単なる苦しみではない。病気とは、身体を犠牲にしてでも恒常性のバランスを保とうとする闘争である〟（『The Stress of Life』ハンス・セリエ）

たとえば、がんという病気があります。日本人の死因の中でもつねに上位に来ており、がんセンターが日本中に設立されています。「がん」という病気について、テレビやネットで目にしたことがない人はいないでしょう。

がんは、〝がん細胞〟という正常な働きができなくなった細胞が増え続け、生命維持ができなくなる病気です。身体の細胞は約60兆個あると言われていますが、がん細胞が増え続けることは正常な細胞の数が減ることを意味します。当然、神経や内臓なども正常な働きができなくなるので、そのうち身体の機能を維持できなくなるのです。

とても恐ろしい病気ですが、がん細胞自体は毎日、誰の身体にも生まれるものです。生まれては免疫細胞がそれを毎日処理してくれているので、増えることなく身体は正常なままです。その毎日の処理が間に合わなくなり、がん細胞が増え続けている状態を「がん」という病名で呼んでいるのです。

つまり、がん細胞が問題なのではなく、「がん細胞を処理する」＝「元の状態に戻す」力が弱まっていて、がん細胞と免疫細胞との闘いが、がんという病気の本質です。

糖尿病も恐ろしい病気の一つです。生活習慣病の一つで、中年のおじさんが「糖尿病予備軍と言われてしまってさ……」とビールや食事の量を減らす、なんていうイメージがあるかと思います。笑い話のように扱われることもありますが、実はがんと同じくらい「やばい」病気です。どのようにやばいのかは、後の「血糖値」についての章でくわしく述べていきます。

そんな糖尿病は、血糖値を上げる要因と血糖値を下げたい身体の闘いです。ほかにも、インフルエンザやコロナはウイルスと免疫細胞の闘いが高熱や関節痛として表れ、高血圧は血圧を上げてでも身体を動かせるようにしている心臓の努力の賜物です。


病気になるということは、身体がなんとか「元の状態に戻そう」とがんばってくれている証拠です。しかし、それが自力ではどうにもならなくなってきたので病気の症状として表れているのです。私たちは、そうした症状が出てからはじめて病気だと思い、治そうとやっきになりますが、症状が出ているか出ていないかは本質ではないのです。そこからズレて、症状が出ないようにがんばったとしても、根本的な解決にはなりません。別の病気として表れるだけです。

病気は、身体が何かと闘っているサインです。サインを消すのではなく、闘っている相手が何なのかを見極めることが大切です。

病気が治る人、治らない人

同じ病気でも、治る人もいれば治らない人もいます。

がんのステージ4で余命数カ月と言われながら回復した人もいれば、がんを早期発見したにもかかわらず転移が続き亡くなる人もいます。

整体院の現場でも、手術以外に方法がないと言われた重症の方が数回の施術ですっかり良くなることもあれば、ちょっとした腰痛が何年もくすぶることもあります。

余談ですが、私がカイロプラクティック院を開業してすぐのころは「一発完治」をモットーにしていました。

どんな痛みだろうが一回で取り切ってみせる！

その自信がありましたし、実際、一発で痛みがなくなる方はいました。

しかし、そうでない人もいます。2時間、3時間と粘ってあらゆる刺激を入れてみても症状が消えない。むしろ、痛みが悪化してお客様も辛そうにするからひどく焦りました。やり方が間違っている？　自分の腕が悪いのか？　お客様が鈍いだけじゃないのか？　さっきは同じような症状の人がすぐに楽になっていたのに、なんで、なんで……。

今思えば、意味のない焦りと治療だったとわかります。しかし、本質を知らなかったころの私は目の前の「症状を取る」ことにばかり意識が向いていたのです。

症状がすぐに取れて楽になる人もいれば、時間のかかる人もいます。

病気と診断されるレベルの人でも、すぐに治る人、治らない人の違いがあります。

その差はどこにあるのでしょうか？

病気は「元に戻そう」とする身体の闘いだと述べました。この「元に戻す」力を〝恒常性〟と呼びます。反対に、身体を悪いほうに持っていこうとする力は〝ストレス〟とくくることができます。

病気になる人、ならない人。あるいは、病気が治る人、治らない人の違いは、このストレスにどれだけ対抗できるかの違いです。

ストレスに対抗できる人は病気は治るし、そもそも病気になりにくい身体です。ストレス耐性が低い人は、病気になりやすく、治りにくい身体だと言えます。
このストレスと身体の関係を、コップと水でイメージしてみましょう。

コップ＝身体
水＝ストレス

あなたはコップです。コップの中にストレスという水が注がれます。水がコップの中に収まっているうちは何も起こりません。あなたも何も感じません。しかし、水がコップからあふれてしまうと周りが濡れてしまい、はじめてあなたは「うっ」と不快に感じます。これが病気であり、痛みなどの症状です。となると、病気をすみやかに治す、もしくは予防するための対策は、次の3つの方向に絞られます。

①入ってくる水（ストレス）を減らす。
②コップ（身体）を大きくする。
③溜まった水（ストレス）を捨てる。

つまり、いかにコップから水があふれないようにできるかが肝になるのです。この中で、私たちの整体は「②コップ（身体）を大きくする」を最優先にしています。まず受け皿を大きくしてストレスに耐えられる余裕を持つことで、症状が緩和して楽になれるからです。その次に、「①入ってくる水（ストレス）を減らす」ことや「③溜まった水（ストレス）を捨てる」ことにフォーカスしていきます。

どこから取り組んだとしても、コップの中に水が収まるようになればOKです。ただ、一番取り組みやすいのは「②コップ（身体）を大きくする」です。①と③はストレスという目に見えないものを相手にしますが、②は自分の身体なのでわかりやすいからです。筋トレをはじめて筋肉が大きくなることを実感するとモチベーションが上がるように、身体の状態が目に見えて変わるのでやる気も出るし継続できます。整体に定期的に通う方が増えているのは、身体の変化としてわかりやすいからです。

ここで、ストレスについても説明しておく必要があります。

ストレスというと、「精神的なストレス」を最初に思い浮かべると思います。仕事や家庭、人付き合いなどから生じるのが「精神的なストレス」ですが、これはストレス全体の4分の1でしかありません。ストレスは次の4つに分類できます。

・精神的なストレス……仕事や家庭、人付き合いなどのストレス
・身体的なストレス……骨格のゆがみ、筋肉の固さ、痛みしびれなどのストレス
・化学的なストレス……薬、食べ物、添加物などによる内臓のストレス
・環境的なストレス……気温、気圧、湿度などの変化のストレス

このうち精神的なものは4分の1で、残りは身体が受け取るストレスです。つまり、ストレスに対抗するには身体をケアするしかないのです。そしてストレスに対抗できる大きなコップ＝身体づくりをしていくにあたり、キーワードとなるのは「癒し」です。癒しの環境を持つことが、ストレスに負けない身体づくりの本質です。

・骨格
・概日リズム
・自律神経
・血糖値
・腸内環境

癒しの環境とは、これらが身体の中で調和を保ち、適切に働いている状態です。癒しの環境が整っている人はストレスにとても強く、自力で乗り越えることができます。そうでないと、だんだんと身体が病気や不調に負けていきます。

ストレスは精神的なものと捉えられがちですが、ほとんどが肉体的なものです。つまり、目に見えて触って、明確に変えることができるのです。そのときに、この5つの癒しの環境を整えることをポイントに考えていきます。

ストレス社会と言われて久しい私たちの社会ですが、どのようにストレスと付き合っていけるかが幸せな人生を送る一つの条件です。幸せは人によって違いますが、健康を失ってはすべてを失います。どんな人も健康な身体があってはじめて、幸せを得ることができるのです。

癒しの環境はそのために押さえておかないといけない最重要ポイントです。癒しの環境については、次の章からくわしくお話ししていきます。

100年前から変わらない究極の健康法

私たちの身体は生体恒常性（ホメオスタシス）という働きによって生きており、さまざまなストレスとの闘いが病気や症状として現れます。その闘いに勝利して、本当に健康な身体を手に入れるために「癒しの環境」を身体の中に作ることが大切です。

癒しの環境についてのくわしい解説や具体的な方法については、これからお話ししていきますが、実は私たちはその方法をすでに知っています。

それは100年前から変わらない、当たり前すぎるほど当たり前なことなのですが、実践できている人がほとんどいない健康の奥義です。


朝、早く起きて、夜は早く寝る。

栄養バランスの取れた食事をきちんと摂る。

適度に身体を動かす。

実はこれだけなんです。これができていれば、正直、この本は読まなくてもいいです。

「そんな当たり前のこと……?」と拍子抜けしましたか?

これだけのことができないがために、私たちが健康に不安を感じ、さまざまな健康情報に翻弄されているのです。

この本では、この奥義がなぜ奥義たるのかについて、「なるほど～!」と腑に落としてもらい、具体的な改善方法をお伝えします。そうすることで、あなたの健康が明日から少しずつ改善し、快適な人生を送ることができると確信しています。

本質的な情報を知っていただきたいと思います。

第 2 章

これがアカンなら全部アカン！

何をしても治らない人はここがアカン

「あかーん！　それはあかんよ、〇〇さん！」

私が整体師として現場に出るとき、お客様に思わずこう言ってしまうときがあります。私はどちらかというと明るく、陽気なキャラクターの整体師ですが、普段から口調はやさしくていねいに、を意識しています。それでも、おもわず伊予弁全開で声を大きくするのは、お客様の生活習慣についてヒアリングしているときです。

さて、あなたは整体師の仕事について、どのようなイメージをお持ちでしょうか。整体に行ったことがある、まさに今、通っている、という方も多いと思います。私自身、整体をすることも大好きですが、受けることも大好きなので、出張先などでよくお店を探しています。

整体に複数軒、行ったことのある方はわかると思いますが、整体や接骨院で行うことはおおよそ同じです。お客様の悩みや症状についてヒアリングを行い、身体の状態を検査して、施術し、変化を実感していただく。違いが出るのはその質です。技術の質、接客の質、ホスピタリティーの質、道具の質、空間の質。知識の質です。

私は、整体師として自分の技術に誇りを持っているので、たいていの不調はこの手で癒せる自信があります。事実、これまで数え切れないほどのお客様に「良くなった」「楽になりました」と喜んでいただきました。私の技術や知識を受け継いだスタッフも、それぞれのお店で多くの喜びの声をいただいていることが私の誇りです。

しかし、救えるのは全員ではありません。どれだけ私たちが手を尽くし、お客様もがんばって通院してくださったとしても、改善できないケースがあります。

整体に行けば良くなるはず、痛みやしびれを取ってくれる、だってホームページやチラシでそう書いてあるじゃないか！

そう思いますよね。私もそう思っていますし、本物の整体師であれば目の前で困っている方の症状を今、ここで取って楽にしてあげるのが役割だと確信しています。

それでも、どうにもならないケースがあるのも事実です。開業以来、私はずっとこの「どうやっても良くならない」ケースに何度も苦い思いをしてきました。お客様は信じて来てくださっているのに応えられないことへの申し訳なさ、無力さ、歯がゆさから自分の技術への自信が何度も揺らぎました。

しかし、あるきっかけから、そういった「どうしても良くならない」状態になっている方を救うことこそが使命だと思うようになりました。なぜなら、私が良くしてあげられない方は、ほかの整体、接骨院、治療院に行っても同じだからです。どこに行ってもダメで、藁をもすがる思いの方を救うには、悔しいことに整体の技術だけでは足りないのです。整体師としては認めたくないことでした。しかし、大切なのは自分の誇りよりお客様の笑顔です。

前置きが長くなりましたが、技術だけでは改善できない方に必要なものはなんでしょうか。先ほど、違いは中身の質にあると言いました。技術の質、接客の質、ホスピタリティーの質、道具の質、空間の質。そして、知識の質。

この中で、技術でカバーできないのは、そう、知識です。人の身体の仕組みについて本質的な知識を持っていなかったから、私は一定数、どうしても良くしてあげられないケースに直面し、解決することができずにいました。しかし、今ではその知識を身につけることで、どんなお悩みのお客様が来ても揺らぐことがなくなりました。

では、この章の本題に入りましょう。私が「あかーん！」と思わず声を大にして忠告しなければならない、「これがアカンなら、全部アカン」お客様の特徴があります。それは、身体に出るサインや生活習慣から読み取れます。

特徴は大きく分けて4つあります。このサインが出ている人は、いくら整体を受けてもなかなか改善しません。身体の治るスイッチが入らないからです。

- **血糖値の乱れ**
- **腸内環境の乱れ**
- **概日リズムの乱れ**
- **自律神経の乱れ**

これから、それぞれについて概要を説明していきます。まずは、あなたやあなたの家族にこれらの傾向がないかチェックしてみましょう。第3章以降でこまかく解説するので、当てはまるところからしっかりご覧いただくことをおすすめします。

血糖値
～糖質は５ｇだけ～

まず、１つ目の「絶対にアカン」サインは血糖値です。血糖値の乱れはあらゆる不調、病気の源です。

血液検査や健康診断などで血糖値について注意されたことがある方はもちろんですが、そうではない方も、検査では測れない血糖値の乱れがあるので要注意です。

血糖値は、血液の中にどれだけ〝糖〟が入っているかの比率を表しています。正常値は明確に決められており、正常値より上でも下でも身体は正しく働かなくなります。

成人の血液量はおよそ５ℓ。そのうち、正常値は糖質５ｇのみです。

たった５ｇです。チョコのお菓子を１つ食べれば軽くオーバーしてしまうでしょう。

これより血糖値が高くなったり、反対に低くなったりすることが身体にとってはたまらなくストレスになるのです。

糖質なので、甘いものだけでなく、お米や麺類などの炭水化物も注意しなければなりません。私の大好物の一つにお好み焼きがあります。近所においしいお好み焼き屋さんがあり、そこの広島風がたまらなく好きなのですが、お好み焼きは関東風であれ広島風であれ——もちろん地元の松山焼や三津浜焼、一銭焼きなども——中身はほぼ小麦粉です。英語ではパンケーキと呼ばれるくらいです。ここだけの話、私はその近所のお店ではいつも麺大盛りなので、糖質の量が血糖値を乱さないことは期待できません。

不思議なことに、私たちの身の回りにあるおいしい食べ物はたいてい、糖質が高い傾向にあります。正しくは、糖質が高い食べ物をおいしく感じるようになっています。それは、身体の仕組みとして「血糖値を下げてはいけない」という絶対ルールがあるため、身体が糖質を求めるからこその習性です。

それと同時に血糖値が急激に上がると大きなストレスとなり、病気の元となってしまいます。身体は糖質を求めているけれど、摂りすぎては身体を壊してしまう。しかも、たった5gという微量を維持しなければならない。この血糖値については、大変難易度の高いコントロールを要求されるのです。

このような血糖値の話を聞いて、

「血液検査でも血糖値は正常だったから、私は心配いりません」

と内心、思っていませんか？

または、

「少し高いけど、これくらいなら気にしなくていいですよ」

というお医者さんの言葉を真に受けて、まだ自分は大丈夫だと思っているかもしれません。


はっきり言いましょう。一般的な病院の検査、診断では血糖値の本当の問題は見えません。

というより、病院の検査で血糖値が異常値を示したときはもう末期です。第1章でお話ししたように、身体にはつねに一定の状態を保つシステムがあり、血糖値も正常値に保たれています。検査で血糖値が引っかかるのであれば、すでに恒常性が働いていないので、大変危ない状態と言えます。

検査で血糖値が正常であることと、普段の生活で血糖値が正常であることは別なのです。


近頃、糖質カット、糖質オフという言葉が目につくようになってきたのは、糖質の摂りすぎがよくないことが広く知られてきた良い傾向です。血糖値のコントロールはただ糖質を減らせばいいという問題ではありませんが、食事を気にかけることがまずはスタートです。

血糖値の正常な値はたったの5gです。お客様の食生活を聞いていれば血糖値の乱れがあるかどうかは容易に想像がつきます。糖質の高い食事を毎日のように摂っているとわかると、私は「あかーん！」と言わざるをえないのです。

腸内環境〜結局、腸がすべて〜

さて、血糖値はほとんどすべての不調の原因ですが、その血糖値が乱れるのは食事だけとは限りません。夜ごはんでは白米を食べない、糖質オフの麺を選ぶ、糖質0ビールで我慢するなど、糖質に気を使っている人でも、血糖値が乱れていることがあります。

それが、腸内環境が乱れているときです。

「腸内環境が乱れている」というフレーズを一度はどこかで聞いたことがあると思います。それほど、世間一般で腸内環境のことは知られるようになってきました。ただ、その本質を理解している人はまだ多くありません。

腸が大事なのは間違いなく真実です。腸に問題があると、何もかもがうまくいきません。反対に、腸が良い状態であれば、たいていのことは解決へ向かいます。

便の状態

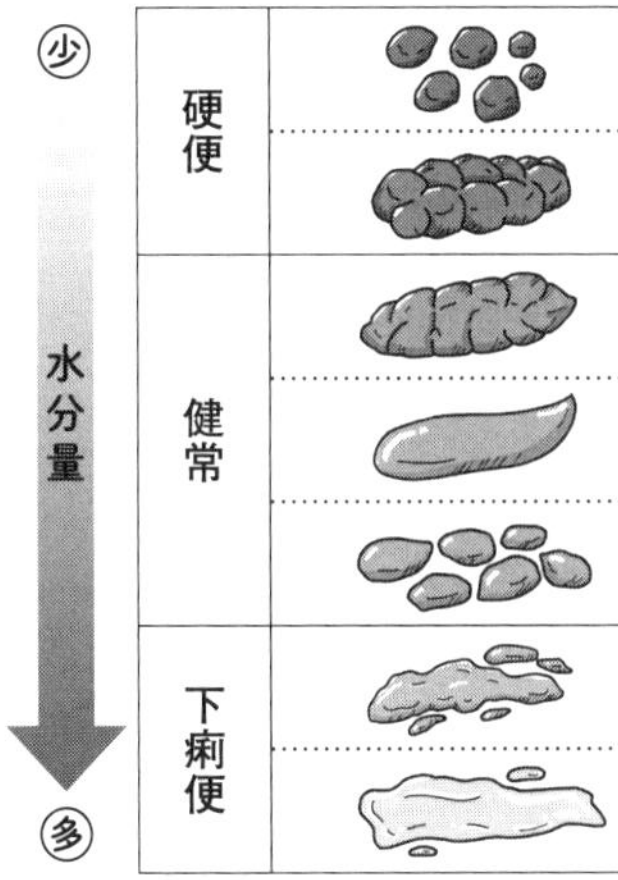

硬便		コロコロの便
		コロコロの便がつながったソーセージ状の便
健常		表面に亀裂のあるソーセージ状の便
		適度なやわらかさのソーセージ状の便
		水分が多いやわらかい便
下痢便		不定形のくずれた便
		固形物を含まない便

腸内環境が良い状態か、悪い状態かを見極める一番簡単な方法は排便のチェックです。上の表をご覧ください。もし食事をしながらこの本を読んでいるのでしたら、食べ終わってからもう一度ご覧くださいね。

便の状態、回数が正常かどうかで、腸内環境が良い状態か悪い状態かがおおよそ判断できます。私はよくお客様に「便秘や下痢はありますか？」と尋ねます。すると、「ありません。毎日、快調です！」とお答えいただくことが多いのですが、「どのくらいの頻度で出ていますか？」とさらに尋ねると「2～3日に1回は必ず出ているから便秘ではないです」という答えが返ってきます。

完全に便秘です。

または「毎朝1回出ています！　快便です！」と胸を張って答える方も多いのですが、そういった方も便秘の可能性があります。頻度だけでなく、色や形、匂い、水に浮くかどうかといった基準をすべてクリアしていないと、腸内環境は良いとは言えません。

「え、厳しい……！」

そう思いますよね。そうです、腸内環境は血糖値と同じくらい、実は厳しい基準があるのです。それだけ健康であるために重要だということです。

便の状態はわかりやすいサインの一つで、ほかにも腸内環境が悪くなっているときの身体のサインはたくさんあります。

たとえば、太りやすい人。どんなに運動をがんばったり、食事に気をつけていても痩せない人は腸内環境が悪い可能性があります。反対に、どれだけ食べても太れない、運動しても筋肉が付きにくい人も腸内環境が悪いせいかもしれません。

血糖値が乱れるのも腸内環境が関係します。自律神経の乱れや生活リズムの乱れ、イライラや不安感、慢性的な痛みやしびれも腸内環境から始まっているパターンが大半を占めています。

腸内環境がすべて、と言っても過言ではないくらい、腸内環境は私たちの身体の状態を左右しています。その分、腸について深く理解していないと、間違ったアドバイス、効果のない健康法を伝えてしまうことになりかねません。

その代表例が、ヨーグルトをはじめとした乳酸菌です。腸内環境を良くするためには乳酸菌を摂ると良い、というのはおそらく皆さんご存じだと思います。

実は、これは誤った知識です。

乳酸菌はたしかに腸内の善玉菌を増やす効果があります。この本を読んでいる方の半数以上は朝食に毎回、ヨーグルトを食べているのではないでしょうか。

今すぐやめなさい、とは言いません。しかし、それで腸内環境が良くなるとは思わないほうがいいでしょう。乳酸菌をうたい文句にしている商品はスーパーでもコンビニでも、どこにでもありますが、ものによってはむしろ逆効果のこともあります。ここでは具体的な商品名は言えませんが、お客様に「それは買わないでください」とお伝えしているものもあります。

健康について考えるとき、私がとても大事にしている視点は「全体最適」です。つまり、腸内環境がとても大事なのだけれど、腸内環境〝だけ〟を考えていては意味がないのです。腸内環境を良くするためにしていることが、ほかの要素——血糖値や自律神経など——に悪影響を与えていることがあります。

身体はすべて繋がっています。独立しているパーツはどこにもないのです。腸はものすごく重要です。腸内環境がすべてと言っても過言ではないのですが、それは腸と連動するほかの部位や働きのこともすべて考えた上で腸内環境を良くするからであって、腸内環境しか見ていない健康法は危険ですらあります。

巷の健康情報には、そこが抜け落ちているのです。腸内環境だけではありません。血糖値についても、自律神経も、睡眠や運動についても同じです。

全体最適という視点に立って、より深く健康について理解していただければ、あなたや、あなたの大切な人の健康を生涯にわたって守ることができるでしょう。

その価値は、お金では買えないものです。

概日リズム〜毎日が時差ボケ〜

概日リズムというと難しい言葉に感じますが、要するに何時に寝て、何時に起きるか。ご飯を何時ごろに何回食べるのか、といった生活リズムのことです。

よく、「仕事の日は朝早く6時には起きているけど、休みの日はゆっくりできるから8時まで寝溜めをしているんです」という方がいます。翌日の午前中のスケジュールが空いていると、つい深酒をしてしまったり、遅くまで映画やユーチューブなどを観てしまうこともあるでしょう。

実はこのように、日によって寝る時間や起きる時間が違うのは、身体にとってストレスが溜まる生活習慣です。

なぜなら、仕事の日、休みの日、どういったスケジュールなのかは、私たちの理性が理解していることで、身体にとっては関係ないからです。第1章でお話ししたように、身体にとって大事なことはつねに恒常性の維持です。それは言い換えると、「今」を生き延びられるかどうか、しかありません。

身体は「今」しかありません。先のことや、過去のことは身体にとってはそれほど重要ではありません。1秒でも長く生き延びること。身体はつねに「今」に生きています。

対して、私たちの理性や意識は、過去や未来に目を向けがちです。それは、私たちの先祖であるホモサピエンスが獲得した特殊能力であり、そのおかげで私たちは文明を発展させることができたのです。

その点で、私たちの意識と身体の仕組みは方向性が違います。私たちの意識は長生きすることや健康で過ごすことも大切だけど、本音を言えば、そんなことは考えなくても健康であってほしいし、健康以外の仕事や趣味、娯楽について考えたり、過去の成功や失敗について振り返り、これから先の未来でどんな良いことが起こるか夢見ていたいものです。

一方、身体は今を生き残ることだけしかありません。今、この瞬間しかありません。当然です。今を生き残れなければ、そこで終わりだからです。実に動物的、原始的です。身体には昨日も明日もなく、恒常性によって保たれた1日を繰り返すしかないのです。それが生き残るために最善だからです。

短期的長期的というわけではなく、そもそも目的が違います。身体は「今」、意識は「過去や未来」。

したがって、意識では「明日は休みだから遅くまで起きていても大丈夫」と未来について考えて夜更かしを選択しますが、身体にとっては本来寝るはずのタイミングがずらされて「1日のリズムが崩れた」わけです。生き残る最善から外れた行為です。それが身体にとって強い強いストレスとなります。

海外旅行を経験された方は実感があると思いますが、時差ボケは地味につらいものです。いつもなら寝るタイミングで起きていたり、その逆も然り。身体は寝ようとしているのに、意識で無理やり起きている状態です。意識では時間――そもそも時間の概念が人の理性にしかないわけですが――のズレがあることがわかっていても、身体には関係ありません。

私は定期的に仕事で海外へ行きます。東南アジアが多いのですが、日本との時差は2～3時間あるので、はじめの3日くらいは身体の調子が整いません。やっと慣れてきたと思ったら日本に帰るので、また3日は身体のリズムがずれているのを感じます。それでも行く価値があるので続けていますが、仕事と休みで寝る時間や起きる時間が変わる方は毎週、海外旅行をして時差を起こしているのと同じ状態です。

と、意識と身体の食い違いについてお話ししましたが、現実的に、毎日本当にきっちり同じリズムの繰り返しで生きていけるかというと、そうはいきません。仕事の都合や私生活の変化がありますし、野生動物で考えても肉食動物に襲われようとしているのに「いつもの寝るタイミングになったから眠ります」とはなりませんよね。

概日リズムが乱れることはストレスですが、これを精密に守らないとたちまち病気になってしまう、というわけではありません。血糖値や腸内環境、このあと解説する自律神経も含めて、すべてが連動しています。どれか一つに注目していては、不調や病気の本質は見えてきません。

概日リズムがある程度整っており、腸内環境がある程度良く、血糖値がある程度キープされていて、自律神経の切り替えがある程度ちゃんとできていればＯＫなのです。どこかを１００点満点にするよりは、すべてを70～80点で安定させるほうが効果的です。もちろん、すべてを同時ではなく、一つずつ変えていけばいいのです。

概日リズムは整っているかどうかが一番わかりやすいので、まずはここから取り組むのがベターでしょう。

「日の出とともに起き、日没とともに眠る」。これが理想です。ただ現実的には、「朝、起きる時間と、夜、布団に入る時間を決めて、そこだけは必ず守る」くらいの目標設定から取り組んでみることをおすすめします。

これから説明する自律神経のバランスと密接に関わるこの概日リズムが崩れることは、さまざまな不調の温床になります。反対に、概日リズムを整えることができれば、それだけである程度の不調が改善できます。

毎日のリズムが一定に保たれているかどうか。まずはご自身の生活習慣を見直してみましょう。

自律神経
～脳のシーソーゲーム～

自律神経という言葉は、私がカイロプラクターとしてデビューしたときはまだ聞きなじみのなかった言葉ですが、最近ではそこかしこで目にするようになりました。お客様に自律神経についてお話しするときも、以前は聞きなれない言葉なので説明に時間がかかりましたが、最近は説明が楽になりました。

一方で、自律神経について時々誤解されていることがあるので、情報過多時代の弊害も感じています。

自律神経について簡単なところから説明しましょう。

自律神経は私たちが自分で意識してコントロールできること「以外」すべての身体の機能をコントロールする働きです。たとえば、腕に力を込めて力こぶを作ることは意識してできますが、心臓の動きを早くしたりゆっくりにすることは意識してもできません。食べ物を食べたときに、歯で噛むことはコントロールできても、胃液をどのくらい分泌するかはコントロールできません。

こまかいことを言えば、この文章を読んでいるときの眼球の動きやページをめくる指も、ほとんど意識せずに動いているはずです。そもそも、私たちはどうやって身体を起こしたままバランスを保っているのか？　えんぴつを机に立てたとき、直立させるには細心の注意を払って倒れない位置を見定めないといけませんが、私たち自身はちょっと身体を傾けようと倒れません。無意識に筋肉や関節を動かして、バランスが取れるように重心をコントロールしているのです。

このような無意識のうちに働いているすべてが、自律神経のコントロールによるものです。

ちなみに、人間の意識は5％、無意識は95％と言われています。つまり私たちは95％を自律神経によって支えられているのです。どれだけ自律神経の働きが重要かは、言うまでもありません。

そんな自律神経は、大きく2つに分けられます。

身体を活発に動かす交感神経と、身体を休ませる副交感神経です。

交感神経と副交感神経はそれぞれが適切なタイミングで切り替えることができていれば健康、そうでないと身体の生理機能がうまく働かずに不調になってしまいます。

車にたとえると交感神経はアクセル、副交感神経はブレーキのような働きです。

交感神経と副交感神経の働きの違いを、おおまかに図にまとめました（次ページ）。

本書では本質的な情報をお伝えすることを目的にしています。一般的には知られていない大事なポイントが隠れており、のちほどまた参照することになるのでよく見ておいてください。


自律神経の働きにおいてポイントとなるのは、切り替えができているかどうかです。

自律神経のルールの一つに、どちらかにスイッチが入っているときは、もう片方にはスイッチが入らないというルールがあります。

アクセルを踏みながらブレーキを同時に踏むことはできません。オートマチックの車と同じで、アクセルから完全に足を離してからでないとブレーキを踏みにいけない

交感神経と副交感神経

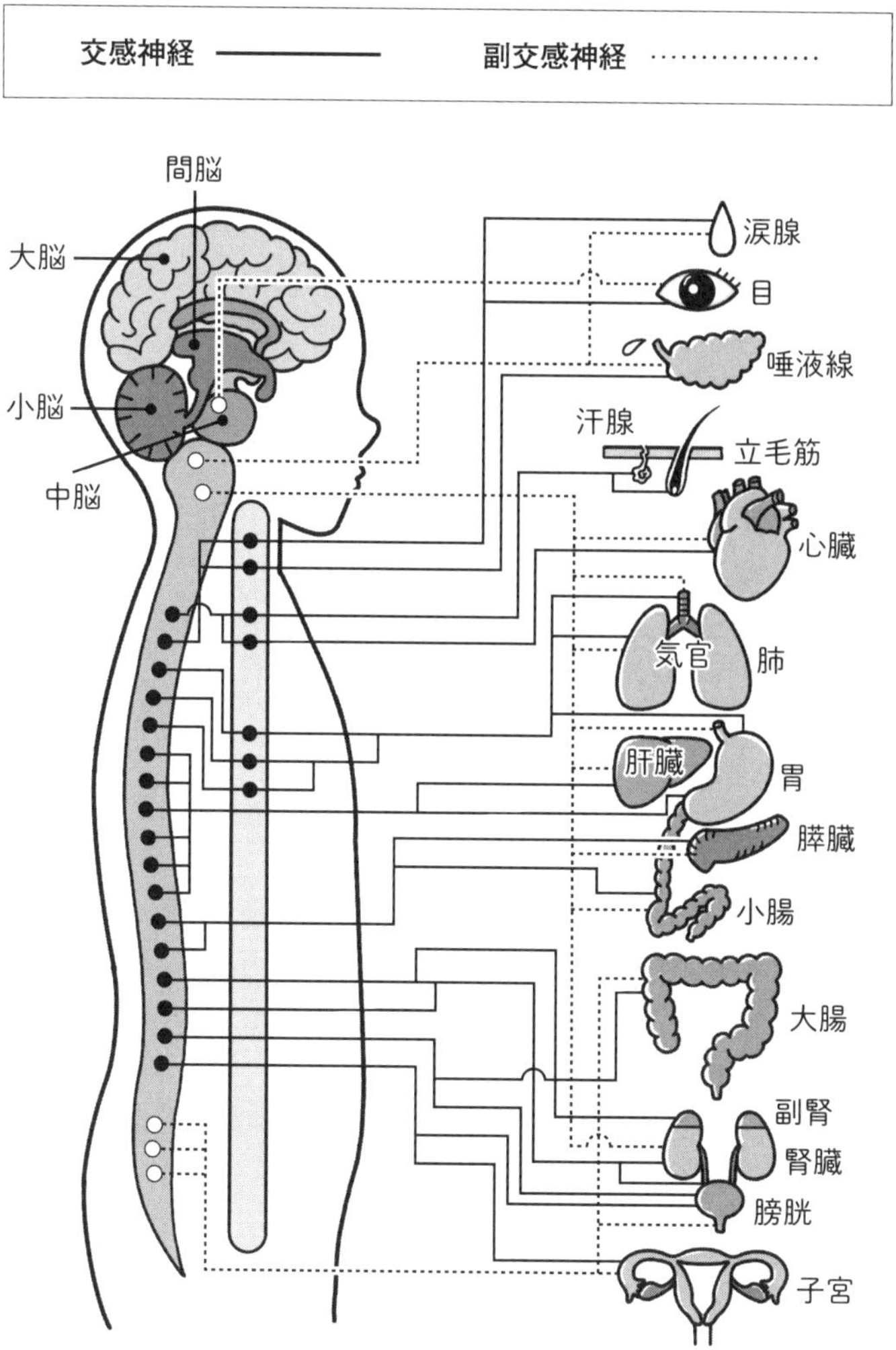
交感神経
副交感神経
間脳
大脳
小脳
中脳
涙腺
目
唾液線
汗腺
立毛筋
心臓
気官
肺
肝臓
胃
膵臓
小腸
大腸
副腎
腎臓
膀胱
子宮

のと同じです。

いわゆる自律神経失調症という症状は、この切り替えがうまくできていない状態を指していると考えていただいてOKです。

本来なら副交感神経にスイッチが入るはずのタイミングで交感神経のままだったり、その反対が起きている状態です。夜、眠れない不眠症や、朝に起きることができない起立性調節障害などが典型的です。

なぜ、切り替えがうまくできないのか？

理由は3つ考えられます。

①交感神経、または副交感神経にスイッチを入れたままのほうが身体にとって都合がいい
②自律神経を切り替える指示が十分に届いていない
③自律神経を切り替える判断が正常にできていない

これらのうち、①の状態は自律神経の乱れ具合としては軽度と言えます。仮に、枕元に野生のライオンがいる状況で副交感神経にスイッチが入るわけがありませんよね。寝てしまったら死んでしまうので、そうした危険がある状況だと身体が判断した上で切り替えさせないなら、身体としては正常に働いている証拠です。ただ、身体が危険と感じるようなことが体内で起こっている可能性が高いので、腸内環境や血糖値に注意を払う必要があります。

自律神経の乱れとしてより重度なのは②、③の状態です。この2つのパターンは、要するに脳と身体が分離しているのです。

自律神経の切り替えは脳の脳幹という司令部で決められています。脳幹で決められた指示に従い、身体のいろいろな組織が交感神経(アクセル)と副交感神経(ブレーキ)に合わせて動きを変えます。そして、身体から脳へフィードバックが返ってきて、切り替えがきちんとできたことを脳が認識します。

②と③の状況は、脳からの指示が身体に届いていなかったり、切り替えないといけない身体の状態に脳が気づいていないということです。

（典型例）

・朝、目は覚めるけど身体がだるくて起き上がるのに時間がかかる（②の状況）

・身体は疲れて眠りたいのに、眠気が来なくて寝つけない（③の状況）

脳と身体の間で行われるはずの交信ができていないので、食い違いが生じ、自律神経が乱れます。重度である所以は、脳と身体がお互いにやり取りできていないことに気づかないことです。

これは、ある程度人数がいる組織でよくある光景とまったく同じです。

脳＝経営者と、身体＝従業員の間で報連相が十分にできておらず、お互いがお互いに不満を溜め込んで連携が取れていない状況です。

経営者「いくら指示を出しても部下が言うことを聞かない。あいつらはやる気がないんだ！」

従業員「上は現場のことをわかっていない。改善要望をいくら出しても取り合ってくれない！」

どこかで聞いたことがありますね。おそらく、ほとんどの組織で見る光景です。私の会社でももちろん、同じことが起こっていました。

これはどちらが悪いのでしょうか？　経営者（脳）でしょうか？　それとも従業員（身体）？

これが現実の会社であれば100％経営者の責任です。言うまでもなく。

しかし、私たちの身体の中での出来事に限って言えば、ほかに原因があります。それは、お互いを繋げる「神経伝達」がうまく機能していない、ということです。

お互いに指示を出したり、フィードバックを送っているのに、その信号を伝える神経で問題が起こっていて、そもそもその信号が届いていないのです。それではお互い、どうしようもありません。

つまり、自律神経の乱れ、交感神経と副交感神経の切り替えがうまくいかない原因は、神経伝達にあるケースが多いのです。それも重度であればあるほど、その可能性が高くなります。では、どうやって神経伝達のトラブルを解決するのか。それについては、このあと第3章でお伝えしていきたいと思います。

自律神経の乱れがあると、身体の95%の機能がダウンします。その中でも、睡眠の質がまず悪くなります。困ったことに人は寝ている間にしか回復できません。つまり、自律神経が乱れると身体は回復できなくなり、時間が経つほどに身体が壊れていくばかりということです。

自律神経を整えることは、身体を良くするための最重要テーマとも言えます。そのため、次の章から4つのポイントについてよりくわしく述べていくのですが、まずはじめにこの自律神経について深掘りをしていきたいと思います。

第3章

医者も説明できない自律神経

なんだかよくわからないけど大事なもの

第2章で身体を良くするために最も重要な自律神経について、おおまかに説明しました。本章でさらに説明をしていくにあたって、あらためて概要を押さえておきましょう。

自律神経は、身体の働きの中で私たちが意識してコントロールできない部分のすべてをコントロールしている神経です。人間の意識は5%、無意識は95%と言われているので、自律神経が身体の95%をコントロールしていると言えます。

心臓を動かす、食べ物を消化する、ホルモンを分泌するなど、意識してもコントロールできない働きもあれば、呼吸や眼球運動、姿勢を維持することなど、意識しようとすればできるけれど、普段は無意識に行っている動作なども自律神経が関与します。

ありとあらゆる身体の働きに自律神経は関係しているので、それは言い換えれば、ありとあらゆる不調に自律神経が関係しているということです。

さて、そうなると自律神経は身体や心の不調を解決していくためには必ず押さえておくべき重要なポイントなのですが、意外なことにこの自律神経について明確に説明できる人は多くありません。それが医師や看護師といった医療の専門職であっても、自律神経について説明するように求められると、ここに書いていること以上のことはほとんど出てこないと思います。

それは、お医者さんたちが怠慢だとか勉強不足だとかいうわけではなく、自律神経はそれくらい「よくわからない」ものなのです。

そもそも、人体について私たちが知っていることは3割程度だと言われています。これだけ医療が発達している現代でも、よくわかっていないことのほうが多いのです。どんな病名でもいいので、今思い浮かぶ病気や症状をスマホやパソコンで調べてみてください。おそらく医療機関のサイトでの解説が一番に出てくるはずです。その病気や症状の原因についてなんと書かれているでしょうか？　具体的なことが書かれているものもありますが、高い確率で「原因はわかっていない」「ストレスが原因」「○○が原因のことが多いが、△△が原因となっていることもある」という記述が多いはずです。Ａという病気はＢが原因、と明確に特定されていることは実はまれで、私たちが思う多くの不調はなぜそうなるのか、はっきりしていないことがほとんどなのです。

そんな人体の95％に関わる自律神経についても、やはりよくわからない部分が多いのは当然と言えば当然です。

よくわからないと言っても、それでお手上げでは健康産業は務まりません。自律神経は身体と心の不調の根底にあるいわば下地のようなもので、その上に血糖値や腸内環境、睡眠などが積み重なり、その上の表面に不調が現れます。根底にあるものほどわかりづらくはっきりとしませんが、底に自律神経という根本があることを理解しておくことはとても大事です。

交感神経と副交感神経はシーソーゲーム

自律神経の働きは交感神経と副交感神経の2つに分けられます。それぞれそのものの神経があるわけではなく、働きの種類として交感神経系、副交感神経系と分けられています。

交感神経の働きは、

- 心拍数が上がる
- 気管が拡張する
- 筋肉への血流が増える
- 瞳孔が開く
- 血糖値が上昇する

といった具合に、身体をより活発に動かせるようにするものです。闘争、または、逃走のために働きます。これは、狩猟生活を行っていた時代や、もっと原始的な野生生活において生き残るために必須の能力です。

それに対して、副交感神経の働きは、

- **心拍数が下がる**
- **気管が収縮する**
- **瞳孔が閉じる**
- **胃腸の働きが促進される**

というように、身体を休ませ、回復するために必要な働きです。睡眠をとることや食べ物を消化すること、気分を落ち着かせることで、身体を癒します。これも、原始的な生活の中でも身体を癒しメンテナンスするために大事ですし、ほとんどの不調では副交感神経が十分に働かないことで身体を癒せないことが根本的に問題になっています。

さて、第2章で紹介した交感神経と副交感神経の図をまたご覧ください（53ページ）。交感神経、副交感神経はそれぞれが主に支配している働きや臓器がある一方で、どちらの影響も受けて反対の働きをする部分もあります。たとえば、気管が広がったり狭くなることや、血圧が上がる、下がるというのも交感神経と副交感神経のどちらが優位になっているかで変わります。高齢になると血圧が上がりやすいものですが、その原因は自律神経のコントロール能力が低下してしまうからです。血圧を適切な塩梅に調節する力が弱まってしまっているのです。もちろん、自律神経は適切に働いているけど血圧コントロールがうまくいかない人もいます。それは、血中のミネラルバランスやストレスによって〝正常に〟交感神経が優位になっている状態です。

交感神経、副交感神経の片方の支配しか受けていない例を挙げると、副腎という臓器があります。副腎はホルモン分泌の現場監督のような働きをしており、交感神経のみ繋がっています。第5章で述べる睡眠に深く関わっています。睡眠は交感神経から副交感神経にスイッチが切り替わる最もわかりやすいタイミングですが、ここで切り替えに失敗すると交感神経が優位のままだらだらと浅い眠りを繰り返してしまったり、そもそも一睡もできないような状態になります。交感神経支配の副腎は、交感神経にスイッチが入っているかぎり働き続けなければならないので、睡眠をきちんととれていないと疲労が蓄積し、ホルモンバランスをコントロールできなくなります。

ホルモンバランスが崩れることによる不調は挙げるとキリがありません。代表的なものは更年期障害や生理不順、ＰＭＳといった婦人科疾患です。女性は28日間でホルモンバランスが移り変わるので、男性に比べてホルモン調節がシビアです。エストロゲン（卵胞ホルモン）、プロゲステロン（黄体ホルモン）の分泌タイミングを毎月合わせたり、妊娠時、出産後、閉経後といった身体の変化によってホルモン量も変わります。さらに、それとは別にストレスホルモンであるコルチゾールや、男性ホルモンのテストステロンなども必要に応じて分泌しています。このようなホルモン分泌を適切に調節していくには副腎が元気な状態でいることが前提ですが、自律神経の乱れによって休む間がなくなり、ホルモンバランスのコントロールを失うことで多くの不調を招くのです。

このように自律神経の交感神経と副交感神経のバランスによって、私たちはさまざまな身体の働きを〝いい塩梅〟に調整してもらっていますが、その分、自律神経が乱れてしまえばあれやこれやと問題が出てきます。

その影響の範囲がほぼすべての不調に関わっているので、自律神経失調症は「風邪」のようなものとも言えます。風邪は人によって、そのときのコンディションによっていろいろな症状が出ますが、風邪そのものの特効薬はありません。そして、風邪は万病のもとと言うように、風邪を引くということは身体の働きが万全ではないので、そこからさらに不調を招くことになります。

自律神経失調症も同じように、それ自体に特効薬はありません。症状も人によってバラバラです。しかし、放っておくとそこからどんな不調を招くかわからないので、早めの対処、なにより予防が大切です。

とはいえ、自律神経は単純に言えば、交感神経と副交感神経の2つです。複雑に考えるよりも、シンプルにこの2つのシーソーゲームだとイメージしていただくほうが、対処もしやすいと思います。

つまり、交感神経が優位なとき、副交感神経は休憩しており、副交感神経が優位なときは交感神経が休むことになります。自分の不調が自律神経でいうと交感神経、副交感神経のどちら側が支配している働きかがわかれば、不調の改善はわかりやすくなります。

自律神経の乱れの代表例といえば睡眠障害です。睡眠については第5章で説明するので、ここでは簡潔に説明します。

睡眠をとるときは、交感神経から副交感神経にスイッチが切り替わります。副交感神経の働きは車のブレーキのようなものなので、身体の機能は眠る時間が近づくにつれて落ちついていく傾向にあります。頭はぼんやりとしてきて、筋肉が緩みだらんと脱力感があります。血流が腹部へ送られるようになり、胃腸や肝臓などの多くの臓器が活発に働き始めます。お腹に血流が送られるようになっても、骨格筋への血流が減るわけではないので、血液の循環が促進されて全体的に温かくなってきます。そして、温かいベッドに潜り込めば、次第にうとうとしだして気づけば夢の中へ……。

いかがでしょうか？　そんなふうに、気持ちよく眠りにつけていますか？

おそらく、多くの人がどこかで自律神経の切り替えがうまくできずに、質の良い睡眠を取ることができていないと思います。私たちの生活では夜、眠る時間になっても交感神経にスイッチが入ったままになるような外的要因がとても多いからです。

たとえば、スマートフォンやタブレット、パソコンなどの画面の光です。光そのものも強い光なので刺激が強いという問題がありますが、一番の問題はブルーライトです。画面から出ているブルーライトは太陽光にも含まれている光なので、脳が「まだ昼間なんだ」と勘違いして交感神経にスイッチを入れっぱなしにしてしまいます。

ほかには、日が暮れてからの運動や遅くまでの仕事、アルコール、カフェイン、糖質の摂りすぎなどが交感神経を優位にして、いつまでも副交感神経にスイッチが入らない状態にしてしまいます。日付をまたいでも眠くならない、だらだらと時間が過ぎて、夜中の1時や2時になってやっと眠るという方は内心ドキッとしているかもしれませんね。

睡眠に問題を抱えている人は、意識として早寝早起きを心がけるのも大事ですが、身体の機能として自律神経のシーソーゲームをコントロールできるよう、周りの環境を変えることが大切です。

私たちは脳幹によって生かされている

自律神経の切り替えは身体の外のいろいろな要因によって影響を受けています。太陽の光を浴びれば交感神経にスイッチが入り、食べ物が胃の中に入ってくれば消化器官を支配する副交感神経に刺激が入り切り替わります。

ただし、外からの刺激がそのままダイレクトに切り替えスイッチを入れるわけではありません。太陽の光を浴びても目が覚めずぼーっとすることもあれば、食事をしても消化機能がうまく働かずに胃もたれを経験した人は多いはずです。それはなぜか？自律神経の切り替えを行っている自律神経の司令塔があります。脳の中央に位置する視床下部です。ここから自律神経系の神経を伝って命令が送られ、身体の機能が動きを変えます。その伝達経路が、交感神経系の神経、副交感神経系の神経に機能的に分けられているのです。

視床下部は身体の内外からの刺激を受け、どのような命令を出すか判断します。

「太陽の光だ！　血圧を上げて身体を動かしやすくしよう」**（交感神経系：血圧上昇）**

「食べ物が咀嚼（噛む）されている！　胃液を分泌して消化の準備だ」**（副交感神経系：消化器系）**

「なんだか大きな音がする。危険かもしれないから神経を研ぎ澄ませよう」**（交感神経系：緊張状態）**

「運動して筋肉に酸素が必要だ！　もっと空気を吸えるようにしよう」**（交感神経系：気管の拡張）**

視床下部はこのように、つねに何かの刺激を受けて次々に命令を下しています。まさに生命維持の中枢として大忙しです。視床下部からの命令で身体の機能が左右されるので、自律神経が乱れるというのは視床下部の働きが正常でなくなっているからだ、と考えるのは自然なことです。

しかし、それは本質でしょうか？

たしかに視床下部はとても重要な脳の中枢なので、もしここに問題が起こっているのであれば大変なことです。それこそ生命維持に支障が出るので、病気、それも重篤な病態に陥っている段階ではないでしょうか。

私たち整体師が対応している未病の段階では、視床下部の問題というのは少し大袈裟な感覚です。

しかも人間の身体は優秀なので、脳の中枢となる部位が簡単にダメージを受けるような作りにはなっていません。人体で最も厚みのある頭蓋骨に囲まれ、脳脊髄液というクッション材があることで外からの衝撃はほとんど吸収されます。そして、脳は進化の過程で外側にどんどん付け足されているので、視床下部にたどり着くにはかなり厚みのある大脳を越えなければなりません。

つまり、視床下部に問題があって自律神経が乱れるというのは、少しずれているのです。本当にトラブルを起こしているのは、もう少し身体の表面に近く、自律神経の中枢である視床下部に近い部分です。

それが、脳幹です。

脳幹も脳の中では古い部分で、脳から身体へ命令を送る神経の束の部分です。脳を包む頭蓋骨から、頭を支える首の骨（頚椎）にかけて伸びています。脳幹は視床下部の命令を身体に伝え、身体からのフィードバックを脳へ送り返す橋渡しをしている、いわば身体の中のメッセンジャーです。

この脳幹に強いストレスがかかることで、視床下部からの命令が身体にきちんと届かなかったら？

身体から脳へのフィードバックが正しく戻らなかったら？

視床下部がどれだけ正しく判断を下しても、命令が伝わらなければ身体はどうすればいいかわかりません。

身体の状態を正しく伝えてもらわなければ、視床下部も正しい判断ができません。

しかも、脳も身体も、それ自体は正常なので検査をしても異常が見つからない。どれだけ病院を変えても、

「異常はない」「とりあえず薬を出すから様子を見ましょう」「気の持ちよう」「年齢だからしかたない」

と言われてしまいます。

どれだけ評判がいいと言われている整体院、治療院に通っても完全に良くならないのは、この脳幹が自律神経の乱れの本質だという真実を知らないからです。

そして今、その真実をあなたは知ることができました。ではどうすれば脳幹を正常にすることができるのか、という手法については社外秘なので、ここでお伝えすることができませんが、少なくとも「脳幹」について触れないようなお店は自律神経の改善については本質を理解していないのだと判断できます。

脳幹こそが自律神経を整える肝です。

この情報だけで、この本を手に取っていただいた価値は十二分にあると自信をもって言えます。ぜひ、覚えておいてください。

幸せってなんだろう?

自律神経について身体の専門的な話が続いたので、ここらでコーヒーブレイク。少し概念的、考え方のお話をしましょう。

まず、質問です。

あなたは幸せになりたいですか?

こんな質問をすると、「はい!」と正直に答える方もいれば、「いやぁ、まぁ、ほどほどでいいです」と謙虚になる方、「幸せになりたいとか聞いてくるのは宗教っぽくて怪しい……」と警戒しだす方などいろいろな答えが返ってきます。

では、聞き方を変えて、

あなたは不幸になりたいですか?

こう聞くと、答えはまず100%ノーです。たまに「周りが幸せなら、自分は不幸でもいいんです」と言う方もいますが、周りが幸せで自分も幸せならそのほうが良いでしょうから、わざわざ不幸になりたい人はいないでしょう。

となると、どうしたら幸せになれるのでしょうか？

「哲学的な話？　ちょっと小難しいのは……」

そう感じるかもしれませんが、実はこれ、健康のためにとっても大切です。特に自律神経が乱れているときは思考がネガティブになりがちです。なんでも悪いほうに解釈してしまいます。

事実、自律神経が乱れて、その働きが機能として弱まってしまうと自殺率が高くなります。これはデータが出ている事実です。

自律神経を整えることは大切ですが、同時に、ものの捉え方、解釈の仕方を変えることも人生にとって大切だと思います。

なので、ここでは私の考え方について、少しお付き合いください。

まず、「幸せ」を定義したいと思います。

幸せというのは人によって違います。１００人いれば１００通りの幸せがあります。なぜなら、私たちは誰ひとりとして同じ人間はいないからです。親、育った土地、出会った人、経験、知識、趣味趣向、何もかも違います。そんな幸せを定義するとしたら、それは「欲求が満たされること」です。

欲求には、３大欲求と呼ばれる睡眠・生殖・食事や、マズローの欲求５段階、仏陀の唱えた７つの欲求など、いろいろな分け方があります。これらは分け方の違いでどの説でもいいのですが、人はそれぞれ欲求の中身が違うことを理解するのが大切です。

私の会社では、精神科医のウイリアム・グラッサー博士が提唱した選択理論心理学で唱えられている５つの基本的欲求をベースにしています。ここでは、この選択理論心理学での分け方で紹介しますが、自身で学んでいる欲求の分け方があればそれに置き換えていただいても問題ありません。

選択理論心理学における欲求は次の５つに分けられます。

①生存の欲求　安心安全、健康的な生活を送りたい、長生きしたいという欲求
②愛・所属の欲求　大切な人との関係を深めたい、チームや会社などの組織に属したいという欲求
③力の欲求　成果を出したい、人の役に立ちたい、1位になりたい。成長したいという欲求
④自由の欲求　自分らしくいたい、縛られたくない、新しいものや環境を求める欲求
⑤楽しみの欲求　趣味教養を楽しむ、学びを深めたい、ユーモアで楽しませたいという欲求

これらの5つの欲求のうち、どれが強くてどれが弱いのか、何を求めているのかが人によってまったく違ってきます。

たとえば、私自身を例に挙げてみます。

私の最も強い欲求は③力の欲求です。特に人の役に立ちたい、成果を出したいという欲求が飛び抜けています。反対に弱い欲求は①生存の欲求や⑤楽しみの欲求です。

私の半生を振り返ってみると、まさに力の欲求を求めてきた人生でした。私は小学生のころまで、実はいわゆるコミュ障というタイプで、いつも一人で遊んでいる子どもでした。みんなが野球やサッカーをしているのをはた目に、一人で別のことをしていました。学校の教員だった親はそんな私を見て、「この子は普通とは違うから自由にさせておこう」と思ったようです。私自身は、周りにうまく溶け込めない自分を自覚していましたが、どうすればいいかわからないままでした。

中学生になったとき、私の前と後ろの席だったクラスメイトがとんでもないコミュニケーション力の持ち主で、いつもみんなの人気者、スポーツもできるしおもしろいし女子にもモテていました。私は彼らを見て「自分を変えたい！」と強く思いました。それまで周りに溶け込めないような子どもだった私が、クラスを盛り上げるおちゃらけたキャラに生まれ変わりました。これが、③力の欲求の中の「成長」です。

高校卒業後、私は看護学校へ進学しました。「人の役に立ちたい」という欲求があったからです。専門学校を卒業後、看護師として働くのですが、そのときの私の給与は残念ながら低いものでした。これではとてもではないが遊べないし、学歴コンプレックスがあった私にとって同年代より稼ぐことが「競争」の欲求を満たすことにも繋がりました。

そこで私は昼の勤務と別に、夜勤のバイトも掛け持ちするようになります。ほとんど寝ることなく働き、働き、遊ぶ日々でした。①生存の欲求が低いので、不眠不休で働くことに抵抗がないのです。それよりも③力の欲求を満たすほうが私にとっては大切でした。

そして、そんな生活を送っていたからか、あるとき強烈な腰痛に襲われます。腰から脚にかけてうずくような痛みが続きました。看護師なので当然、病院へ行きます。しかし、ブロック注射を何度も打ちましたが一向に痛みが消えません。

「私の腰は腐ってしまっているんじゃ⁉」

そう絶望しかけていたとき、知り合いからカイロプラクティックを紹介されました。西洋医学こそが正義だった当時の私からすると、カイロプラクティック？　そんな怪しいもの、効くわけがないだろう、とまったく信じていませんでした。

しかし、腰がどうにもならないので、藁をもすがる思いで紹介されたカイロプラクティック院を尋ねました。

そこで、カイロプラクターが一言、言うのです。

「友田さん、オーライ。大丈夫だよ」

この一言の衝撃は生涯、忘れられません。たった一言が、私の不安でたまらなかった心を救ってくれたと感じました。事実、そのときの施術で腐っていると思えた腰が一気に改善したので感動したのです。

この体験が、私がカイロプラクターを志したきっかけです。

こんなにすばらしいものはもっと世の中に広めていかなければならない！

まさに、③力の欲求の「人の役に立ちたい」という想いです。

そして、看護師として働きながらカイロプラクティックの大学へ入学し、学費を稼ぎながら勉強する毎日でした。①生存の欲求は二の次、三の次で、働きまくり、勉強しまくりました。当時、カイロプラクティックの大学は学費が高く、研修を受ける費用を稼ぐために昼夜の看護師だけではなく、ピザ屋の配達や中華料理屋の皿洗いといったバイトもしていました。

当時、付き合っていたパートナーにも「せっかく、安定した看護師になったのに、バカじゃないの?」とあきれられ、別れることにもなりました。それは普通の感覚かもしれませんが、私にとって安定より貢献、成長が大事だったのです。

その日々が苦しかったかというと、大変だし辛いこともありましたが、不幸ではなかった。むしろ、自分の欲求を満たせる喜びがあったので幸せでした。

さて、こうして私自身の半生を振り返ってみたとき、私は幸せだったと言い切れます。それはなぜかと言うと、私は私の欲求を満たすことができていたからです。自分の欲求を満たすことに全力でした。それはある人から見ると、滅茶苦茶で不安定なものかもしれませんし、またある人からすると自由や楽しみがなくつまらないものと映るかもしれません。

それは、その人の欲求と私の欲求が違うから当然です。

私はこれまでの人生が幸せでしたし、これからも幸せだと確信しています。

ここで質問です。

あなたは自分の人生を振り返って、幸せだったと胸をはって言えますか？　今現在、幸せだと言い切れますか？

答えが「ノー」、もしくははっきりと「イエス」と答えられない方には、もう一つの質問です。

あなたは自分自身の欲求に素直に生きてきましたか？

幸せとは自分の欲求に素直になることです。もちろん、そのために他人を貶めたり、傷つけたりしてはいけません。周りが不幸で自分だけが幸せなんてことはありえないからです。それは虚栄です。

自分自身の欲求がなんなのか？

どんな欲求が強くて、どれが弱いのか？

他人と比べるものではありません。あなた自身の心に正直になってみてください。

私は自分に正直です。周りを幸せにしたい。人の役に立ちたい。そのために、自分がまず成長して成功していくことを求めています。そこに一切のネガティブはありません。

たった一度の人生、二度ない人生を生き切る。

幸せについての考え方、解釈についてお話ししてきました。

健康についての本でこのような考え方の話をするのは、マインドが身体に与える影響がとても大きいからです。

幸せになることが私たちの人生の目的です。

整体という仕事も、この本も、あなたを幸せにするためのお手伝いです。

この話がお役に立てれば幸いです。

さて、次の章では、血糖値について説明します。自律神経が身体のあらゆる働きに影響しているのであれば、血糖値は身体のあらゆる問題の起点となります。そして、血糖値の問題は食事の問題です。三大欲求にも関わる、避けては通れないお話です。

第4章

血糖値の乱れがすべてのはじまり

食べるって幸せ

食べることは好きですか？　私は大好きです。

出汁の染みたおでん、ジューシーな焼鳥、熱々のお好み焼き……B級グルメが好きなので、高級なお店より、地元の個人営業のお店によく行きます。

嫌いなものはありません。なんでも食べますし、食べる量は人より多いので、よく社員には「社長、まだ食べるんですか」と半分あきれられています。

そして、個人営業のお店の料理は、えてしてサービス精神旺盛なので量がすごいことがよくあります。注文しすぎて食べきれないと社員に分けるので、それもよく怒られます(笑)。けれど、これまで食べすぎて後悔することはありませんでした。それよりもそのとき、その土地でないと食べられない料理を口にできないことのほうが悔やまれます。

私自身はそれほど健啖家《けんたんか》である自覚はないのですが、3歳下の弟がよく「ほんと兄ちゃんはよく食べるわ」とあきれているので、そうなのでしょう。お付き合いのある経営者の方にも「友田さんは、それだけたくさん食べるからエネルギッシュなんですね」と異口同音に評価いただいています。褒められているのかわかりませんが(笑)。

私の地元の松山は、東京や大阪からお越しになった方が口をそろえて「松山はご飯がおいしい!」と仰っているので、子どものときからおいしい土地のものを食べてきたことも影響しているかもしれません。

ただ、そんな私もあまり口にしない食べ物があります。サツマイモとお餅です。子どものころ、裕福な家庭ではありませんでしたから、おやつといえば近所の商店街で安く売られていたサツマイモを蒸かしたものでした。食べ飽きました。嫌いではないのですが、もう一生分は食べた気分です。

お餅も嫌いではないのです。ただ、ちょっと味気がないのが好みではありません。同じような理由で、豆腐もあまり好みではないのですが、健康のことを考えて豆腐は現場に出る日のお昼ご飯として食べています。社員の一人におそろしくお餅が好きな男がおり、お餅や米菓を毎日のように食べています。細身なのにお餅なら無限に食べられるそうです。人の好みはそれぞれでおもしろいですね。

食べることは、人によって好みの差はあれど、ほとんどの人が好きなことだと思います。好きでなくても、食べないと生きていけないのだから、食べることと生きていくことはほとんど同義です。だからこそ、私たちの身体は食べることを求めますし、食べることに私たちの身体は強く影響されます。

・何を食べて、何を食べないのか
・どのように食べるのか

これが、健康に直結するのです。

そもそも食事が嫌い、という方も少数ですがいます。食に興味が薄くて、作業のように済ませたり、できるだけ食事にかけるコストを下げたくて短時間で最低限の栄養だけ摂れるようにサプリなどを食事代わりにする人もいますよね。それも好みなので、私はそれをとやかく言うつもりはありません。

しかし大事なのは、私たちの身体は食べたもので作られている、ということです。当然のことではありますが、食べたものしか材料にできないのです。

三食栄養バランスの良い食事を摂っている身体と、1日の食事をめんどうだからとお菓子やつまみとお酒で済ませる身体。どちらのほうが健康かと聞かれれば、100人中100人が前者と答えます。それがわかっているのに、私たちはつい、好みと手間、お金で何を食べるかを決めがちです。

好きなものだけを食べて生きる。それも幸せの一つです。しかしそれによって健康を害し、その後好きなものがいっさい食べられない身体になってしまっては不幸です。反対に、好きなものをいっさい我慢して、健康的な栄養バランスをきっちり守った食事だけで生きていくことも、健康的かもしれませんが幸せとは言えません。

ただ食べてただ生きていくのでは、それが不健康な食事でも、健康的な食事であっても、ものを考えないプランクトンと同じです。

健康と楽しみを両立できる食事をすることが、本当の意味での健康食です。

8割は健康のために、2割は楽しみのための食事をする。このバランス感覚を持っていただきたい。もちろん、食事のほかの運動や睡眠なども気をつけていけば、楽しみの食事をもっと増やしたって大丈夫です。多くの方は、楽しみの食事がほとんどです。したがって、この本では健康のための食事について主に扱っていますが、健康だけでは味気がないし、幸せになるための人生なのにそれでは本末転倒なので、バランス感覚を養っていきましょう。

食べることは幸せです。生きていくために食べなければならないので、そう感じる遺伝子になっていると言ってしまえばそれまでですが、私はそれだけではないと思っています。食事の席では何を食べるかも大事ですが、誰と食べるかがもっと大事です。最愛の妻、子どもたちと一緒に食べるのであれば、それがファストフードであっても私は幸せです。気の置けない仲間と安い居酒屋で飲む安酒が一番おいしいのです。これが2割の楽しみのための食事です。

食事をするときは、自律神経では副交感神経にスイッチが入るのでリラックスモードです。そのときに、誰と一緒にいるのか。食事という、生きていくための重要な行為をともにするということは、自分の人生にとって大切な時間を共有しているということです。

・何を食べて、何を食べないのか
・どのように食べるのか

これに付け加えるなら、

・誰と食べているのか

幸せな人生を生きるための健康、健康のための食事です。食事を機械的なものにするのはあまりにもったいない。食べることが幸せなのは、ただ栄養補給としてではなく、大切な人との大切な時間を過ごす人間的なあり方があるからです。

この3つのポイントを押さえた、本当の意味で幸せな食事をしていきましょう。

〝出す〟までが栄養学です

さて、ここからは栄養学についてのお話をしていきます。あり方として、誰と食べるのか、ということは頭の中に置いたままで、もちろんそれだけでは健康的な身体はつくれませんので、現実的な栄養の話もしっかり押さえていきましょう。

とはいえ、栄養学はすでにいくらでも情報があります。たくさんの書籍、ネット記事、動画でもくわしく解説しているものが山ほどあります。今さら、ここで「ビタミンが大事」とか「ミネラルバランスが」と書いたところで、どこかで見たことのある内容になってしまうでしょう。ここでは〝真〟の栄養学について話します。

巷にあふれている栄養についての情報がウソというわけではありません。本のはじめに述べたように、それらは嘘ではないけれど足りていないのです。表面的で上っ面でしかない。ただ科学的な情報を羅列しているだけで、機能的ではないのです。「〇

○の栄養が大切だ！」「がんになる人は○○が足りていない」「これさえ摂っていれば大丈夫」といった情報は「食べる」ところまでしか触れていません。食べた先に、どのように私たちの身体の中で使われていくのか、使われたあとにどのように処理されていくのかまで、考えられているケースは稀です。

では、真の栄養学とは？　それは、「食べて」から「出す」ところまでを考えた食事の摂り方、栄養バランスのアイデアです。口から食べ、胃で溶かし、腸で吸収し、肝臓で処理され、血液にのって巡り、尿と便として捨てる。ここまですべて滞りなくスムーズに行えなければ栄養学ではないのです。さらに、この一連の流れの中では、数え切れないほどの身体の生理機能が連動していて、それを毎日毎食行い続けるわけです。それも毎日、身体の状態は変化して、生活の環境も少しずつ変わります。

目まぐるしい変化に、画一的な栄養の考え方では対応できません。事実、これだけ栄養についての情報が出回って、みんなが「ビタミンって大事なんだ」「タンパク質はちゃんと摂らないと」と知っているのに健康を害する人が後を絶たないのは、本質的なものではないということが理由の一つだと思います。

現代最大のストレス〝血糖値〟

食事を楽しく食べることは幸せなことですが、食べるものによってはその後、幸せではないことが体内で起こることになります。食事そのものが強いストレスとなってしまうような、現代社会で最大とも言えるストレスが〝血糖値〟です。

血糖値とは、血液の中の糖の量を表しています。その量は、正常な値が正確に定められており、60～99㎎／dℓが一般的に正常とされる数値です。これは空腹時、つまり食べ物を食べていない状態での値です。

60～99㎎／dℓという表記だとイメージが付きにくいと思いますので、実際の私たちの身体のサイズに合わせてみましょう。成人の血液量は約5ℓ――もちろん体重によって変わります――ですが、その5ℓの血液の中にどれくらいの糖が溶けているのが正常か。

第2章ですでに触れましたが、5ℓの血液の中に入っていていい糖は、たったの5gです。

「そんなに少ないの？」と思われた方が多いのではないでしょうか。私も看護師の専門学校時代に勉強していましたが、あらためて実際のボリュームをイメージすると、とても少ないと感じます。

さて、問題はここからです。

血糖値は基本的に変動することがありません。つねに一定に保たれていないといけない身体のルールがあります。ほかにも、血圧やｐＨ（酸性アルカリ性のバランス）も一定に保たれていなければなりません。これらが乱れることは、身体にとっては生命の危機とも言える状態なので、ほかの何かを犠牲にしてでもこれらの数値は維持しようと必死になる仕組みがあります。

血糖値が急に上がったり下がったりすることは、身体にとって「やばい、死んでしまう！」とアラートが鳴り響くような事態だということを、まず念頭に置いて、もう一度血糖値の値を確認してみましょう。

5gです。たった5gに収めないといけないのです。なんてシビアなのでしょう。

ところで、昨日、今日、あなたが食べた食事を振り返ってみてください。その中に、糖質を含むものはどれだけありましたか？

糖質を多く含む食品は、

・白ご飯
・パスタ
・パン
・粉もの（お好み焼き、たこ焼き）
・ラーメン
・うどん
・果物
・砂糖
・お菓子

など、普段の食生活の中で登場しないことがないものばかりです。おそらく、この中のどれかは昨日、今日の食事の中で口にしていると思います。

では、その量はどうだったでしょうか？　糖質5gのうちに収まる量でしたか？

「そんなに食べていないと思うけどなぁ」と思った方も油断できません。

たとえば、お茶碗一杯（100g）の白ご飯に含まれる糖質は35・6gです。これだけですでに血糖値の正常値は大幅に超えてしまいます。5gに収めようとすると白ご飯14gまでです。ひと口で終わってしまいますね。

そうです。血糖値の正常値のうちに収めるのは至難の業なのです。

白ご飯だけでなく、私たちの身の回りには糖質の誘惑がたくさんあります。私の大好きなお好み焼きも、糖質の塊のようなものです。一玉（私は基本三玉ですが）食べれば、津波のような糖質が血液の中に流し込まれてしまいます。そうなると、身体は血糖値の急激な上昇にアラートを鳴り響かせます。血糖値を落ち着かせようとインスリンというホルモンをドバドバ分泌させます。

インスリンの働きによって、急激に上昇した血糖値はすみやかに正常値へ戻されます。その変動をグラフにすると、まるでジェットコースターのような乱高下です。その激しい変動に身体は振り回され、とても強いストレスを感じます。

炭水化物や甘いものを食べたあと、身体がだるくなったり眠くなる、身体のコリや痛み、頭痛などを感じることはありませんか？

そうした症状は、血糖値の激しい変化に対しての身体のストレス反応であったり、インスリンが効きすぎて血糖値が下がりすぎた低血糖状態になることでの反応です。

このような血糖値の乱高下が日常的に起こっていると、身体はつねにストレスにさらされることとなります。血糖値のストレスによる不調には次のようなものがあります。

- 交感神経優位になり続ける
- 消化不良
- 不眠、ぐっすり眠れない
- 忘れっぽい
- 頻尿

・心配性になる、パニックになりやすい
・長時間食べないとイライラしたり、頭痛がする
・長く寝ると頭痛がする
・朝、なかなか起きられない
・疲れが取れていないことがある
・コーヒーを飲まないとしゃきっとしない

当てはまるものはありましたか？　ほかにも、ここに書き切れないほどたくさんの不調が血糖値の乱れによって引き起こされています。血糖値の乱れこそ、現代社会最大のストレスなのです。

ちなみに、血糖値が乱れる原因は、食事だけではありません。睡眠不足、慢性炎症、運動不足、人間関係の不和によっても血糖値が乱されますし、血糖値の乱れによってこれらの問題が悪化もします。

何をしても改善しなかった身体の痛みが糖質を減らすことで激減したり、薬の効きが悪かった不眠症が血糖値をコントロールすることでぐっすり眠ることができるよう

になります。ちょっとしたことでイライラしてしまい、家族とギスギスしてしまっていた女性が、血糖値が安定することで自分でも驚くほど心に余裕が持てるようになったこともあります。

なぜ、これだけ血糖値が大きなストレスとなってしまうのでしょうか？　そんなにストレスになるなら、そもそも糖質なんて摂らなければいいのではないかとも思うのですが、糖質は生きていく上で欠かせない栄養素なので摂らないわけにはいきません。白米、パスタ、ラーメン、粉もの、スイーツなど、糖質の塊のようなおいしいものがあふれています。そもそも、そういった食べ物をおいしいと感じるのは、それだけ身体が求めているからです。

糖質は、脳に不可欠なエネルギー源です。どの生物よりも脳が大きくなった我々人類にとって糖質は欠かせません。だから、糖質を「おいしい」と感じるのです。

しかし元々、自然界にはスイーツなどありません。現代の白米や小麦粉も、人間が品種改良を何千年と繰り返してきたものですので、身体の遺伝子にはそういった食品が前提にありません。つまり、5gの基準は自然界基準であり、現代社会ではどうしたってオーバーするのです。糖質は「おいしい」ので、なかなかやめることはできません。

糖質制限が推奨されていますが、どれだけの人が成功しているでしょうか。生半可な意思では、糖質制限を続けることは難しいでしょう。本能が求めているので、仕方ありません。

そうして、糖質が身体の基準をオーバーしていることで起こる第一の問題が「インスリン抵抗性」です。インスリンは血糖値を下げる働きがあるホルモンですが、インスリン抵抗性とはそのインスリンの働きが効かなくなっている状態です。

インスリン抵抗性こそ、数ある不調の原因の半分です。あなたの抱えている悩みの原因には、ほぼ確実にインスリン抵抗性が絡んでいます。

インスリン抵抗性が終わりの始まり

これからインスリン抵抗性について話していくにあたり、あなたの身体の中の細胞を家に例えて考えてみましょう。

家の中では暖炉に火がついて薪を燃やしています。この薪が糖質です。薪を燃やすことで、エネルギーが作られており、1日1つの薪を燃やしています。このエネルギーによって、あなたは身体を動かすことができます。

薪（糖質）は血液から運ばれてきます。血液に乗って、薪を届けてくれる運び屋さんがいます。それがインスリンです。インスリンは毎日1つ、薪を細胞に届けてくれます。

ある日のあなたの食事は、次のようなメニューでした。

朝食：ジャムを塗ったパン、ヨーグルト、果物
昼食：スパゲッティ、食後のケーキ
間食：チョコレート、コーヒー
夕食：ラーメン、炒飯

毎食、基準を多く超えた大量の糖質が血液に流れ込みます。インスリンは血糖値を正常に戻すため、大量の糖質をどこかへ運び出さなければなりません。そこで、細胞に1日1つでいいはずの薪を何度も持ち込みます。本来は1つで十分ですが、明日も使うことになるのでとりあえず受け取ることにしました。

そして次の日のあなたの食事は、次のようなメニューです。

朝食：菓子パン、果物のジュース
昼食：お好み焼き
間食：ドーナツ、ミルクティー
夕食：コンビニ弁当、パスタサラダ、寝る前のコーヒー

この日も毎食、糖質が大量に流れ込んできました。インスリンはがんばって糖質を運び出します。細胞の戸を叩き、薪を受け取ってほしいと訪ねて回ります。

しかし、細胞は昨日もらった薪がまだ余っているし、これ以上置くスペースもないので受け取りを拒否するようになります。インスリンは薪を抱えたまま、身体のあちこちを回りますが、このようなことが毎日続けば受け取ってくれる細胞がなくなってしまいます。

しかしインスリンはめげません。血糖値が安定しないことは生命の危機です。使命をもってインスリンは細胞の戸を叩きます。何度も叩き、やがて無理やりにでも糖質を押しつけるようになります。悪質な訪問営業のようなイメージになってきましたね。

さて、細胞はついに我慢の限界です。もう二度とインスリンに来てもらいたくないので、インスリンを完全拒否します。インスリン受容体というものがあるのですが、その働きを鈍らせ、インスリンが近づけないようにするのです。糖質の過剰摂取が続くと、糖質を運ぶインスリンを細胞が拒否するようになります。

これが、インスリン抵抗性です。

こうなると、細胞としては余計な薪を抱え込まなくていったんは安心ですが、やがて問題が起こります。

糖質は過剰にあっても困りますが、燃料として不可欠です。細胞に蓄えられた薪は毎日燃やしていればやがてなくなり、燃料不足となります。またインスリンが薪を持って来てくれるといいのですが、なにせ拒否してしまっています。新しい糖質がやってこず、細胞の中で火を燃やせなくなり、エネルギーが枯渇していきます。

そもそも糖質を求めるのはなぜだったでしょうか？

そう、脳の燃料としてのブドウ糖です。エネルギーを作り出せなくなってくると、身体は危険を感じさらに糖質を求めます。

どんどん糖質の量が増えていき、インスリンががんばるほどインスリン抵抗性が強くなり、エネルギー不足が加速します。

その先はどうなるでしょう？

インスリンがいよいよ機能しなくなりⅡ型糖尿病となるか、慢性的なエネルギー不足から自律神経機能も低下してうつ病となるか、免疫力が低下してがんとなるか。

最悪の場合は、生命活動が続けられなくなることも、大袈裟ではなくありえます。

インスリン抵抗性は、まさに終わりの始まりです。しかし、インスリン抵抗性であるかどうかは、検査して見つけ出すことが簡単にはできません。なぜなら、血液検査の結果では血糖値が安定しているからです。自覚もないので非常にわかりにくく、食生活や生活習慣をヒアリングすることで見つけ出すしかありません。

血糖値？　数値はずっといい状態だから自分は大丈夫！

そう思っているときが、実は一番危険です。

ちなみに、細胞に受け取り拒否された糖質はどこに行くのか、続きをお話しします。細胞に訪問拒絶されたインスリンは、ほとほと困りはてます。糖質を受け取ってくれる細胞がない。しかし、血糖値の安定は絶対です。血液の外のどこかに糖質を持って行かなければなりません。そこで選ばれるのが、肝臓です。肝臓にはグリコーゲンという形で糖質を貯蔵できる機能があります。しかしその容量が少なく、小さな倉庫なので、すぐに満杯になります。そうして最後に、行き場のなくなった糖質が運ばれるのが中性脂肪です。余った糖質は脂肪として蓄えられます。私たちにとっては知らぬ間に余計なお肉が増える悩ましい出来事ですが、血液の中にさえなければ血糖値は安定しますから、身体的には解決です。

こう聞くと、インスリン抵抗性になっている人は太っているイメージですが、意外と細身の人のほうが危なかったりします。

なぜなら、細身の人のほうが運び込める細胞の数が少ないので、早い段階でインスリン抵抗性になりやすいからです。また、体重が軽く血液量が少なければ血糖値の正常値も自然と小さくなりますから、摂っていい糖質の量もシビアになります。

もっとも、もともと守るには厳しすぎる基準なので、体型に関わらず糖質の摂り方には十分注意する必要があります。

血糖値とインスリン抵抗性について、まずその重要性を十分理解していただきたいと思います。

栄養管理＝血糖値コントロール

血糖値は健康にとって本当に重要なテーマです。中でも、インスリン抵抗性は気づかないうちにさまざまな不調の温床となります。

逆に言えば、血糖値のコントロールさえできれば、多くの問題を解決できます。つまり、血糖値コントロールこそが栄養管理の根幹です。ビタミン、たんぱく質、ミネラルなどたくさんの栄養素の話がありますが、どれにも背景に血糖値が絡んでいます。そして、先ほど述べたように、栄養学とは「食べて」から「出す」までを考えないといけないのですが、その中で血糖値がどう関わっているのかを見ていきましょう。まずは食べてから出すまでの全体の動きを順番に追っていきましょう。

①口（咀嚼）……まず食べる段階です。食べ物を噛んで飲み込むのですが、まずここ

でしっかり噛めているかが大事です。唾液と混ぜてどろどろにすることで、このあとの消化が楽になります。また、噛むことで胃液の分泌を促すので、消化の準備も整います。

②胃・十二指腸（消化）……口から嚥下《えんげ》（飲み込む）され、胃の中で本格的な消化が始まります。胃液はとても強力な酸なので、液状に溶かすだけでなく、細菌やウイルスを殺す役割もあります。また、アルコールやタンパク質はここで吸収がはじまります。胃から十二指腸へ移動する段階で、胆汁《たんじゅう》と膵液《すいえき》が分泌されます。膵液により胃液が中和され、胆汁により脂質が乳化され吸収されやすくなります。また、膵液には消化酵素が含まれており、小腸での消化吸収に使われます。

③小腸（吸収）……小腸でいよいよ吸収です。ここが栄養の入口です。小腸はバリアの役割もあり、異物や細菌、ウイルスといった余計なものが侵入しないようにしています。必要な栄養を十分吸収するには、時間がかかるため、小腸はとても長大です。

④肝臓（代謝）……吸収された栄養は血液にのり、肝臓へ運ばれます。肝臓の役割はとても多く、重要です。アルコールなどの毒素を解毒したり、栄養を使える形に作り替えるといった代謝が行われます。

⑤血液（循環）……いよいよ、栄養が全身の細胞へ運ばれます。血液がすみずみまで行き渡り、糖質もこの段階で細胞へ届けられます。ほかにも、ホルモンや酸素、コレステロールなども血液に乗って運ばれ、細胞で使われたあとの老廃物を回収していきます。リンパは血液とは道順が違いますが、特に免疫細胞や免疫がやっつけた異物を回収する下水道のような役割があり、最後に大腸へ運ばれます。血液の中の老廃物や異物、余分な栄養は腎臓や肝臓で選り分けられ、尿や便として捨てられます。腎臓では塩分、ｐＨ、水分量の調節を行い、膀胱から尿として出ていきます。肝臓では使い終わったホルモンやコレステロール、ミネラルを胆汁に混ぜて消化液と一緒に分泌します。これらはそのまま食べ物の残りかすと一緒に大腸へ運ばれ、便となって出ていきます。

⑥大腸（排泄）……最後に出ていく段階のメインは便です。大腸で水分を吸収され残ったかすと、大腸に棲む腸内細菌が一緒になって便となり排泄されます。

これらの、咀嚼から始まり排泄までの6つの段階をトータルで栄養と考えます。栄養とはただ食べるだけでなく、身体の中できちんと使える状態になっていて、かつ、使った後の老廃物を捨てるところまでが完了して、はじめて実になるです。

それでは次に、この流れの中で血糖値がどのように影響するのかを考えていきます。

①口（咀嚼）……実は、この咀嚼の段階で血糖値が上がりやすくなるかどうかが変わります。よく噛むことができていれば、血糖値の上がり方はゆるやかになります。噛む回数が少ないと、消化や吸収のところで負担となり、結果的に身体の中で炎症を起こしやすくなります。炎症が起こることでも血糖値は上がってしまうので、咀嚼から十分気をつけないといけません。

②胃・十二指腸（消化）……胃も、咀嚼と同じように、ここでしっかりと溶かしきる

ことができているかどうかが血糖値の上がり幅に影響します。反対に、血糖値が胃の消化に影響するのは、胃酸の強さです。胃酸は血液の中から酸性のミネラルを取り出して作ります。血糖値が乱れていると、血液中のミネラルバランスが崩れてしまうので、強い胃酸を作れなくなってしまいます。血糖値が乱れていると、胃の消化不良が起こりやすく、胃もたれや胃痛、逆流性食道炎になりやすくなります。十二指腸の段階で分泌される膵液や胆汁に関しても血糖値が強さに影響します。ここでは胃酸を中和するための分泌液なので、胃酸が弱くなれば膵液や胆汁も弱くなります。そうなると、胆汁がどろどろになり詰まりやすくなります。膵液も消化酵素が十分に分泌できず、結局消化が十分にできないまま次に進んでしまいます。

③小腸（吸収）……小腸に限らず、消化器系の臓器は副交感神経支配です。血糖値が乱れていると交感神経が優位になり、副交感神経にスイッチが入りにくくなります。そうなると、小腸をはじめ、臓器に血液が十分に届かなくなり、働きが弱まってしまいます。小腸では栄養の吸収という重要な仕事をこなしつつ、免疫細胞や神経伝達物質の生産も行うので、そのどれもが中途半端になり、さまざまな病気に繋がり

ます。小腸がダウンすることの影響は脳よりもある意味大きいものです。腸については第6章にてくわしく述べます。

④肝臓（代謝）……血糖値の上昇にはコルチゾールというストレスホルモンの存在がつねに付きまといます。ホルモンはすべて使い終わると肝臓に運ばれて処理される流れになっており、血糖値が上がってコルチゾールが分泌されていると、それだけ肝臓の仕事量が増えます。また、小腸までの段階で血糖値の乱れにより消化不良を起こしているので、そのしわ寄せが肝臓にやってきます。多機能な臓器な分、負担も多くなることで疲労蓄積が深刻な問題になるケースがめずらしくありません。

⑤血液（循環）……血液こそ、血糖値の影響そのものと言えるでしょう。なにせ、血糖値を安定させるためにインスリンが駆け回り、血液を薄めて血糖値を下げるために水分量を増やして、その後薄めすぎた分を調節するためにミネラルバランスを崩さなければならず、血糖値に振り回されながら血液は全身を巡っています。また、血糖値の乱れによって起こる慢性炎症は、リンパの流れを阻害します。リンパが流

れなくなれば老廃物が溜まり、次の排泄にスムーズに移行できなくなります。

⑥大腸（排泄）……ここまでの流れで、血糖値の乱れによって振り回されてきた結果、スムーズな排泄はまずできなくなります。便が大腸の中に溜まり、それが腐敗していくことで悪玉菌が増殖し、より排泄が困難になります。大腸についても、第6章で述べています。便秘下痢、過敏性腸症候群などでお困りの方はお読みください。

血糖値が乱れることの影響は無視できないものであり、正しい栄養学を実践することは、血糖値の乱れを落ち着かせることと同じ意味を持ちます。

しかし、この〝正しい〟ことの実践ほど難しいものはありません。それができれば、私たちは健康の不安など抱えないのです。健康のために必要な特別なことはほとんどなくて、当たり前のことを当たり前にしっかりと実践するだけなのです。

次章では、そんな当たり前すぎるかもしれないようなことについてお話ししていきます。それは「朝起きて、夜寝る」という生活リズムです。食事と同じ三大欲求の睡眠について、深掘りしていきましょう。

第5章

睡眠は
この世の最高の癒し

朝起きて、夜寝る生活

前章では、食べるという生きていくことと同義の行為について、大切なポイントをお伝えしました。食べるのは単なる欲求ではなく、栄養補給として、人とのコミュニケーションとしても大事な行為です。その時間を上質なものにしていくために、３つのポイントを説明しました。

- **何を食べるのか**
- **何を食べないのか**
- **誰と食べるのか**

何を食べるのか、何を食べないのかで大事なのは血糖値です。血糖値の動き、血糖値から連鎖的に生まれる身体の反応を知っていれば、どういった食べ物を選ぶべきかが自然と見えてきます。表面的な知識はネットで十分です。選択する基準を知れば、きっとあなたの食事はより上質なものになっていくでしょう。

さて、この第5章では、食欲と並んで人の三大欲求である睡眠について触れていきます。ここでも、巷で知られているような表面的な知識ではなく、そのような情報のどれが正しいのかを見極めるための基準を知っていただきたいと思います。

睡眠については、きわめてシンプルです。

朝起きて、夜寝る。

当たり前すぎて逆に新しいかもしれませんが、本当に睡眠についてはこれだけです。真理はシンプルなものです。ただし、この睡眠の真理を正しく遂行することが意外や意外、とても難しくなっているのが現代社会なのです。

朝起きる。まず、これが難しい。

皆さんは経験がありませんか？　朝、一度は目が覚めたけどあまりの眠気に二度寝をしてしまい、その後絶望感とともに飛び起きたこと。

もしくは、起きたものの頭がまったく起きている感じがせず、ぼーっとただ時間だけが過ぎて、結局時間ギリギリになったこと。

そもそも、気がつけばもう遅刻確定。止めた記憶なんてないのになぜか鳴ったことになっている目覚まし時計。このときはいっそ開き直ってのんびりと支度をするので心には平穏があります。もちろん、約束相手に平謝りしたあとに、ですが。

こういった「朝、起きられなかった」経験はきっと一度はあると思います。自慢ではないですが、私は数え切れません。私は約束を守ることを大事にしています。午前中には予定をいれないことで、私は約束を守り続けています。


反対に、夜眠れないこともあります。

明日の朝はいつもより早起きしないといけないから、その分早く寝たいけど、ついスマホを触っていたらいつもより遅い時間になっていたり。

早めに支度ができて余裕をもって布団に潜ったものの、遠足の前日のように目が冴えて寝つけなかったり。

いっそ寝なければ寝坊もないと徹夜を決め込むのは私が知るかぎり、最も愚かな選択です。たいてい明け方までの間に寝落ちしてしまい、目が覚めたときにはまた平謝りをしている未来が待っています。

私たちは朝、思うように起きることができないし、夜、眠ることも思うようにできないのです。

食事と違い、睡眠が難しいのはコントロールしづらいという点です。

知識量では、栄養学のほうが難しいです。覚えきれない量の栄養素の名前や臓器の働きが絡んできて、書き手にとっては話題が尽きないので助かりますが、そもそも興味がないと覚える気すらしません。実際に生活の中でそんな知識を思い出しながら生きていくのは、ちょっと窮屈でもあります。なので、私は血糖値という一点に絞っています。対して、睡眠は知識として覚える必要はあまりありませんが、意識がない間の出来事なのでコントロールしづらい領域です。コントロールができないということは、それについて深く悩んでも仕方ないのですが、睡眠の質が悪い悪影響は食事以上です。

「私はちゃんと早寝早起きができている」という方もいらっしゃるでしょう。では、具体的にその基準を合わせていきましょう。

睡眠の基準は、朝起きて、夜眠る。朝というのは日の出のことです。夜は日が沈み更けてきた頃です。時間で言えば、

朝は5〜6時に起床。
夜は21〜22時に就寝。

このタイミングに寝て、起きることができている方は、この章は読み飛ばしていただいても大丈夫です。ただし、起きるというのは一度目のことです。途中で何度も目が覚めている方は読み進めましょう。

ショートスリーパーの10年後

人間にとって、睡眠はこの世で一番の癒しと言っても過言ではないでしょう。起きている間にできるどんな行為よりも、睡眠は私たちの心身を癒してくれます。寝ることが何よりも好き、という人も少なくありません。良質な睡眠が取れた朝はなんとも言えない幸福感に満たされています。

しかし、睡眠時、我々は無防備です。意識はなく、身体は弛緩し、自然界で考えればあまりに危険です。人間に限らず、多くの生物は睡眠という機能を持ち合わせています。生き残る確率が下がる機能をなぜわざわざ持ち合わせているのでしょうか。

それは、睡眠による癒しがなければ、そもそも長生きできないからです。極端な話、一睡もできないのであれば、1カ月も経たないうちに死に至ります。動物実験でそれは実証されています。

当たり前のようでもありますが、考えてみると不思議ですよね。なぜ寝ないだけで死んでしまうのか？

理由は、自律神経の働きにあります。

第3章でお伝えしたように、自律神経は交感神経と副交感神経に分かれて働きます。簡単に言えば、交感神経がアクセル、副交感神経がブレーキの役割です。別の言い換えをすると、交感神経は闘争・逃走のために働き、副交感神経は癒し・修復のために働きます。睡眠はもちろん、副交感神経による行為です。

起きている間は主に交感神経が働いているので、この間、身体の修復はあまりできません。副交感神経支配である内臓も働きが鈍化しているので、栄養を摂り込み使うのもひかえめです。寝ないということは、細胞の修復も栄養吸収も十分にできません。さらに、ホルモンバランスも崩れるので精神的に不安定になります。

動物であれば栄養失調での衰弱。人であれば、おそらくその前に自殺を選択するのではないでしょうか。人生の目的は幸せになることです。人が幸せを感じるためには適切なホルモンバランスが不可欠です。それが崩れてしまうと不幸感しかなく、生きている意味を失ってしまうのも当然、と想像できてしまいます。

1950年と1965年に自主的に断眠をチャレンジした記録があります。実はこのチャレンジでは死には至っていません。しかし、断眠から3～4日のあたりで幻覚症状や精神的な変調が見られていたようです。

少なくとも、私たちが人らしく生きていくために睡眠が欠かせないのはたしかです。

では、どのくらいの睡眠が取れていればいいのか？

この答えについては、意見が分かれるかもしれません。8時間以上という意見もあれば、3～4時間で十分という意見もあります。私は7時間がベストだと考えていますが、がんなどの病気を抱えている人、予防を考えるなら8時間の睡眠時間を確保できると安心です。

ショートスリーパーの人はどうなの？という声があります。体質的に短時間の睡眠で大丈夫な人のことをショートスリーパーと呼びます。睡眠時間が短くても健康に不安がなく、むしろ勢いのある働きぶりから有能な人に多いとも言われているので、ショートスリーパーをうらやましく感じる人もいるでしょう。

有名なのは、ナポレオン3世やトーマス・エジソン、レオナルド・ダ・ヴィンチなどがショートスリーパーだったという説があります。その真偽は別として、こうした歴史に名を残した偉人のようになりたいと、ショートスリーパーにあこがれを抱くのも無理からぬことかもしれません。

断言します。ショートスリーパーは心身の健康に対してはマイナスしかありません。ショートスリーパーにあこがれを抱いたり、ショートスリーパーになろうとすることはまったくおすすめできません。少なくとも10年後にも健康でありたいのであれば、今まさにショートスリーパーだという方も少しずつ変えていく必要があります。

ショートスリーパーの方が一般に有能であると言われるのは、一つは単純に起きて働ける時間が長いからというのと、交感神経が優位なのでつねにアクセルを踏めるからです。アクセルを踏めば車が加速するように、頭が回転して身体も活発に動くので結果的に成果を上げます。

仕事の成果を出すのは、行動の質と量です。そして、量質転化という原理原則から、行動量が多ければ多いほど成果が出るのは当然です。私自身も、20代の頃はショートスリーパーのような生活でした。寝る間を惜しんで働き、働き、遊び、働く毎日でした。当時は健康面に不安は感じていなかったですし、それよりも誰よりも稼いでもっと成果を出したいという「力」の欲求しかなかったので、それが幸せでした。

今、ショートスリーパーの方もそういった傾向があるのではないでしょうか。どんどんアイデアが浮かんできて、行動せずにはいられない。寝ている時間が惜しいくらい、動き回っていませんか?

今はそれでいいでしょう。しかし、10年後はどうでしょう?

アクセルを踏み続ければエンジンは回ります。どんどんスピードを上げていけます。しかし、それがずっと続けられるわけではありません。F1レースでピットインが必須なように、普段乗りの乗用車に車検があるように、身体にも休息と補給の時間が必要です。走り続ければ、いつかどこかのパーツが壊れるか、ガソリンが切れて動けなくなります。

それが早いか、遅いかの違いです。

ショートスリーパーの方は、そうでない人と比べれば頑丈な車体に大きなガソリンタンクを積んだオフロード仕様と言えるかもしれません。しかし、いつかどこかで止まらなければなりません。

どこかが壊れてからでは遅いのです。壊れてしまうか、壊れそうになったときには身体からサインが出ます。痛みや不調としてサインが現れても、交感神経が優位なショートスリーパーは無視しがちです。無視を続ければ、身体はいよいよ強硬手段に出ます。それが重篤な病気や精神的な変調——うつ病はガソリン切れの状態——なのかは人によります。そうなってから止まるのではなく、毎日の睡眠で癒していくことが、結果的に長い目で見てより大きな成果を出すことに繋がるのです。

私自身、若い頃はショートスリーパーのような生活でした。それは数年の間でしたが、もし、あのままの生活を続けていたらどうなっていたか。おそらく、体調が悪いことで仕事を休むことが増え、精神的にも不安定になって社員や家族との関係が今のようなものではなかったでしょう。心身につねにストレスを抱えながら、家族や社員の人生を背負うことは難しいでしょう。経営者こそ健康管理が大事です。

経営者は、決断を下す者です。決断こそが経営者の役割であり、そのための判断基準、視座を高めていくことが経営者の仕事です。そういう意味で言えば、一つの家庭、一人の人生においても決断を下す人は経営者と同じです。

みんな、自分の人生の経営者です。つまり、誰よりも人生の責任を持たなければなりません。健康を害することをするのは、自分の人生に責任感がないと言わざるをえません。

ショートスリーパーが悪とは言いません。体質や習慣から、どうしても短時間しか眠れない人もいるでしょう。しかし、できるだけ適切な睡眠時間を確保できるように努力することはできるはずです。

ほかの誰でもない、あなたの人生のために、睡眠をおろそかにはしないでほしいと願います。

ホルモンバランスを乱すのは不眠

睡眠時間が少ないとどのような影響が出るのか、それは寝不足を経験したことのある人なら体験的にわかると思います。

・集中力が続かない
・頭がぼーっとする
・イライラしやすい
・不安やストレスを感じやすい
・食欲が減る、増える
・胃腸の調子が悪くなる
・疲れやすく、力が出ない

・風邪を引きやすい

などの「よくある不調」が出てくると思います。これらは睡眠不足によって起こりやすい症状ですが、ホルモンバランスが乱れることで起こる不調とほとんど重なるものです。

それは当然のことで、睡眠不足によってホルモンバランスが乱れるから、このような不調が表れるのです。睡眠不足はほぼイコールでホルモンバランスを乱します。

睡眠がホルモンバランスに強く影響するのは、ホルモンバランスの司令塔である視床下部、下垂体の働きが鈍くなるためです。そこにはもちろん、自律神経も関わります。ホルモンバランス、睡眠、自律神経はお互いに関与し合うトライアングルの関係です。

ここでは睡眠を中心に順番に整理していきましょう。

睡眠不足がある状態は、自律神経の交感神経が優位であり、副交感神経が働きにくい状態です。交感神経が優位なときは、ストレスホルモンであるコルチゾールやアドレナリンが分泌されます。特にコルチゾールは優先的に分泌されるホルモンなので、コルチゾールが作られ続けるとほかのホルモンの分泌が後回しになります。

睡眠不足では身体の修復が遅れるので、炎症や異物の侵入に対して免疫の対応が弱くなります。そうなると、身体が危険な状態になるので、より交感神経が強く働きコルチゾールが火消しのように分泌されます。ほかのホルモンは事態が落ち着くまで待機。ホルモンバランスがどんどん乱れていきます。

睡眠そのものにもホルモンの働きが不可欠です。眠るときにはメラトニンというホルモンが必要なのですが、メラトニンはセロトニンが作り替えられたものです。そもそもセロトニンが作られていないとメラトニンが生まれず、眠りの質が低下します。セロトニンの大部分は腸で作られているので、腸内環境に左右されます。ここまでお読みの方はもうおわかりでしょう。そう、副交感神経が働かなければ消化器系は弱ってしまいます。つまり、セロトニンの分泌量が減ります。そして、睡眠不足から次の日はさらにホルモンバランスが乱れていく悪循環です。

この悪循環をどこから断ち切るのか。腸内環境を改善する食事から変えていくのも一つです。自律神経を整えるために脳幹のストレスを減らす骨格調整を受けるのも有効でしょう。そして、実は一番手軽に自分でコントロールしやすい改善方法が、はじめにお伝えした「朝起きて、夜寝る」生活リズムです。

それができれば苦労しない、という声も聞こえてきそうです。たしかに、生活リズムを変えることが簡単にできれば、誰も朝寝坊や夜ふかしをしないでしょう。人の意思とは意外と弱いものです。

それでも、なんとかしたい。朝までぐっすり眠りたい方は、朝の過ごし方だけでも変えてみることをおすすめします。寝ている間のことは無意識なのでコントロールできませんし、夜は仕事で疲れて何かをするには気合いが必要です。私は一日仕事をやりきったならそのまま何も考えずに眠りにつきたいので、寝る前に何かをするのは長続きしません。

よく、寝る前の過ごし方を変えるアイデアが目につきますが、意外と大事なのは朝の過ごし方です。朝は寝不足であっても、夜よりは理性的ですし疲れも少ないタイミングです。何かを変えるなら朝から。世の成功者は朝の過ごし方から変えています。

良い睡眠は朝の過ごし方で決まる

それでは、気持ちよく眠るために効果的な朝の過ごし方についてお伝えします。

ここでのポイントは3つです。

①交感神経にスイッチを入れる
②腸を動かす
③陽の光を浴びる

まず大切なことは、朝に交感神経のスイッチをしっかりと入れることです。睡眠の質が悪いときは、交感神経が優位で副交感神経がうまく働けていません。そのため、一般的には副交感神経を優位にさせるための方法が多く紹介されていますが、朝の過ごし方としては反対に交感神経を優位にさせることが効果的です。

なぜなら、自律神経にはメリハリが大事だからです。朝はバチッと目が覚めて活発に動き、夜はおだやかにホッと息をつく。夜に副交感神経にスイッチが入るには、朝に交感神経にスイッチが入っていなければ、だらだらとどっちつかずで過ごしてしまい、中途半端な睡眠しかとれないのです。

交感神経にスイッチを入れる方法としては運動がおすすめです。1分間だけでいいので、ちょっと息が上がるくらいの負荷をかける運動をやってみましょう。

場所を選ばす、起きたその場所でできるのはスクワットです。しっかりと腰を落とし、ペースは早めで1分間スクワットをやってみてください。

膝などに不安があってスクワットは避けたい方は、腕立て伏せでも構いません。筋力が弱い方は膝を付けて上半身だけの腕立て伏せでもいいでしょう。

それもちょっときついなぁ、という方は肩をぐるぐる回すだけでも構いません。

とにかく1分間だけ、がんばって身体を動かしてみるのです。それだけで、身体は交感神経にスイッチが明確に入ります。

運動のほかにも、交感神経にスイッチを入れる方法はあります。

- **冷水シャワーを30秒浴びる**
- **ブラックコーヒーを飲む**
- **大きな声を出す**

1つ目はちょっと気合いがいります。特に冬は修行のようなものです。これができるなら、運動のほうが楽だと思います。

2つ目は血糖値の観点から、あまりおすすめはできません。モーニングコーヒーが習慣になっている人も多いと思いますが、カフェインは基本的に健康にとってマイナスです。

3つ目は、大きな声であいさつをするという形であれば、印象も良いですし一石二鳥です。ただ、抵抗が強い人もいるので無理にとは言えません。

こう考えると、1分間の運動が一番手軽で効果的です。スクワットなり腕立て伏せ、なんでもいいので1分間だけやってみましょう。

②の腸を動かすのは、セロトニンをたくさん作るためです。朝にしっかりとセロトニンを作っておけば、夜にメラトニンとなって良い睡眠を取ることができます。

腸を動かす＝排泄を促す、です。朝、起きたら便通がある人は睡眠の質が良い傾向にあります。腸のリズムとしても朝は排泄のタイミングなので、ここでしっかりと腸を動ける状態にしてあげましょう。

方法としては、食物繊維が豊富な食事と体幹をひねる運動です。

食物繊維は腸の蠕動《せんどう》運動（便を肛門に向かって送り出す動き）を促したり、腸内の汚れを捕まえたり、便の嵩《かさ》を増すことで便通を促す働きがあります。朝に摂りやすい食物繊維豊富な食品はやはり納豆です。朝の納豆はあらゆる面で最高の健康食です。食物繊維だけでなく、納豆菌は殺菌作用もあるし善玉菌を増やす働きもあります。納豆の有能っぷりは世界で注目されています。

しかし、いかんせん匂いと味が苦手、という方が一定数います。最近は、匂いのない納豆も発売されていますが、納豆に抵抗がある方には代わりにサトイモたっぷりのお味噌汁がおすすめです。サトイモは食物繊維も豊富で、なによりカリウムというミネラルが含まれており、このカリウムは自律神経を整えるために欠かせません。

納豆と比べて手間はかかりますが、栄養バランスではサトイモの入った味噌汁は最強の一角です。わかめや豆腐、お揚げなども足すとより完璧です。手間をかける価値があります。

腸を動かすための運動としては、歩くことで十分です。体幹をしっかりとひねるような動きができているとなおよし。①の1分間の運動とは別に、ここでは腹斜筋という筋肉を動かすことが大事なので、ウォーキングやラジオ体操がいいでしょう。

やはり運動はしたくない、という方はその分、食物繊維をしっかり摂ることに注力してみてください。

最後に③陽の光を浴びる。これはセロトニンを分泌することにも繋がりますし、交感神経にスイッチを入れることにもなります。何より、陽の光を浴びることが脳にとっての「朝」の合図となります。自然界では太陽の動きが昼と夜を分ける目安です。人間の脳は未だに原始的な生活を前提にしていますから、陽の光を浴びることではっきりと「朝」と認識できます。

陽の光を浴びるとき、注意点としては顔に浴びることとです。より正確には、網膜に紫外線を受けることが交感神経にスイッチを入れる合図となります。また、素肌に紫外線を浴びることでビタミンDが合成されます。ビタミンDはセロトニンを分泌する条件の一つです。

そのため、顔に朝日を浴びることが大事です。まぶしくてサングラスをかけたり、日焼けを嫌って日焼け止めを塗ってしまうと効果が薄れます。朝起きたら、カーテンを開けて朝日を顔に浴びる。もし自力で起きることができないくらいに朝が弱ければ、家族にカーテンを開けてもらうだけでもお願いしてみてください。

時間としては15分以上は浴びてもらいたいので、②の腸を動かすためのウォーキングと合わせて、15分の朝の散歩をすると一石二鳥ですね。

以上の3つのポイントを押さえた朝の過ごし方を意識すると、夜の睡眠の質が高まります。夜の寝る時間が日によって変わったとしても、朝は決まった時間に起きるというのも大事です。リズムを作るには、どこかに起点を置かなければなりません。睡眠においては、朝が基準となります。

睡眠は人生の3分の1から4分の1を占めます。睡眠の質を高めることは、身体の健康だけでなく精神的な平穏にも繋がり、長期的には幸せな人生を歩む支えにもなります。

朝起きて、夜寝る。当たり前のことだからこそ、おざなりにしてしまわず、そのクオリティーを高めることに意識を向けてみてください。

第6章

腸内環境がよければ「ヨシッ」

腸は身体の中？ 外？

さて、続いては腸内環境についてお話ししていきます。ここまでを振り返ってみると、自律神経、血糖値、概日リズムと中には聞き慣れないテーマに感じた人もいるかもしれません。「これがアカンなら、全部アカン」４つの特徴の中でも、最後の腸内環境は世間で一番話題になっているテーマだと思います。コロナ禍で免疫力についてにわかに取りざたされたときに、免疫力と言えば腸内環境が大事、とテレビでもネットでも情報がバシバシ飛び交っていました。

そのため、腸内環境は大事。これは今では常識のようなもので、テレビでもネットでも、病院でも整体院、接骨院でも口をそろえて「腸内環境が大事ですよ」と言っています。私の会社でも、整体院はもちろんのこと、福祉の施設でも腸内環境を大事にした取り組みをしています。

腸内環境が大事なことは皆さん知っていると思いますが、腸内環境とは何か?と聞かれたときにぱっと答えられる人はどれだけいるのでしょうか。もしくは、腸内環境がどうして大事なのか、ということも、きちんと理論立てて答えられるでしょうか。

もちろん、一般的にそんなことは必要ありません。なんとなく「腸内環境って大事だよな~」とわかっていて、実際に腸内環境を良くする行動をとっていればそれでいいわけです。ただし、それは自分一人のことで済むのであれば、です。

たとえば、あなたの大切な人、家族や恋人や友人が病気に苦しんでいるとします。はじめにお話ししたように、病気が治るか治らないかは癒しの環境が整っているかどうかで決まります。それを知っているあなたは、そうした癒しの環境を作るために大切な人にこの本で学んだことを伝えようとしますが、ただただ「腸内環境が大事だから!」と訴えたとしても、それだけでは納得してはもらえません。

人は納得感がなければ行動しませんし、長続きしません。生活習慣を変えることも、多くの人が必要だと感じていながら、結局変えられずにいわゆる生活習慣病になってしまったりします。

知識で納得するわけでもないですが、正しい知識が土台になければ自信をもって伝えられません。本質的な知識を持って、あなた自身だけでなく、あなたの大切な人に大事なことを教えてあげてほしいのです。それによって、一人でも多くの人が幸せな人生を送れる一助になれればうれしいのです。

そういった思いもあり、この章では腸内環境という常識的になってきたテーマについて掘り下げていきたいと思います。健康志向の高い方はすでに腸内環境について学ばれているでしょう。その知識と照らし合わせながら「なるほど、だから大事なのか」と学びを深めてください。腸内環境が大事とはよく聞くけど正直よくわからない、という方にもわかりやすいように整理しながら進めていきます。ある意味、この章だけで健康問題は7割解決できるくらい土台になるものですので、何度も読み返してみてください。

さて、腸内環境について話す前に、腸そのものについて、です。そもそも腸とはどういった存在なのか？

腸についての言葉の定義は次のようになっています。

「消化管の主要部分の一つ。胃に続く部分から消化管の体外に開口するまでの部分で、多数の消化腺が開口し、消化と吸収を行なう器官」（『精選版 日本国語大辞典』より）

腸の臓器としての主な役割は消化と吸収です。実はこれがまず、腸の重要性を理解するポイントになります。消化と吸収という仕事がどれほど重要か。生き物が生きていくために最低限、必ず行わなければならない行為が消化と吸収です。当然ですよね、栄養を摂取できなければいずれ死んでしまうことは火を見るより明らかです。

この当たり前のことを当たり前にしてくれているのが腸であり、口から肛門まで続く一連の消化器系です。逆に言えば、腸が消化吸収できなくなれば生きていけません。命と直結しているのが腸なのです。これだけで、腸内環境が大事と言われるのは当然ですよね。

しかし、腸の重要性はそれだけではありません。腸の役割には消化吸収以外に次のようなものがあります。

・身体の出入口
・免疫細胞の工場
・造血
・解毒
・代謝

そして、腸内環境が悪くなることで起こる悪い影響は次のとおりです。

・栄養失調、栄養バランスの崩れ
・免疫力の低下、免疫異常、自己免疫疾患
・アトピー、花粉症などアレルギー症状
・慢性炎症、身体のゆがみ、痛みしびれ
・血糖値の乱れ、インスリン抵抗性、低血糖
・解毒能力の低下、毒素が溜まる、便秘下痢
・肝機能の低下、肝硬変、脂肪肝

・胃の不調、口腔環境の悪化
・腎機能の低下、頻尿、膀胱炎
・血液循環の悪化、冷え性
・ホルモンバランスの乱れ、婦人科疾患、生殖機能低下
・副腎疲労、概日リズムの乱れ
・自律神経の乱れ、不眠症、うつ、パニック
・感情失禁、精神不安定、イライラ、やる気の低下
・記憶力低下、集中力低下、アルツハイマー認知症

ざっと上げるだけでもこれだけあります。ほぼすべての症状、病気、悩みに関わることがわかると思います。これでもまだ一部ですので、腸の影響は計りしれません。

そんな腸の役割について、一つずつひも解いていきましょう。

はじめに質問です。「身体の中」ってどこからでしょうか?

普通のイメージでは、口や胃と答えると思います。あるいは、この流れから腸でしょ!と勘づいているかもしれませんね。

答えは、腸で吸収されてから。食べ物の流れで言えば、腸壁の向こうからが「身体の中」です。

まず、腸そのもの、腸内環境について考えるときに正しく認識しておかなければならないことは、腸は「身体の出入口」だということです。入口であり出口です。

腸を含めた消化器系（ここでは口腔から肛門まで）を単純な形にするとただの筒になります。口から肛門まで、人間の身体はうねうねと曲がりくねっていますが、要するに筒、ホールです。

身近でイメージしやすいのはミミズです。ミミズには口があり肛門があり、その間にさまざまな消化器もあり、こう考えるとほとんど同じ作りですね。人も同じように、口から肛門までの間に腸をはじめとした消化器がありますが、違うのはその先の中身がより複雑で大型であるということです。ミミズのような単純な生物に比べると複雑で大型――特に脳――になったため、維持するためによりたくさんの栄養が必要です。そうなると、食べ物を選り好みせずに食べられるように消化器がレベルアップする必要があります。

口では固いものでもかみ砕いてすり潰せるように丈夫な歯が並び、唾液の消化が始まります。次の胃ではとてつもなく強力な胃酸でドロドロに溶かしきってしまいます。胃酸によって有毒な菌やウイルスを殺すことで、安全な状態で腸へ送り出します。

安全とはいえ、強力な胃酸がそのままだと腸が溶かされてしまうので、十二指腸では胃酸の中和や脂質の乳化が行われます。また、消化酵素もここで分泌され、いよいよ栄養を吸収する準備が整いました。

そうしてお膳立てされながら小腸にたどり着いてはじめて、食べ物は栄養として体内に吸収されます。腸壁はとても薄い壁、と言うよりは網戸のような膜ですが、小腸は体内に入れるかどうかの関所です。ここで必要なもの、不必要なものが選別されます。

関所を通過できたものだけが体内に入ることができ、そうでないものはそのまま大腸へ送り出され、便として肛門から排出されます。

こうした一連の消化器系の連携のおかげで、私たちはいろいろな食べ物を食べることができています。複雑なシステムになっていますが、作りとしてはミミズと同じです。口から肛門までの間を食べ物が通っていき、その間に栄養を吸収する。食べ物が通る通路としての消化器は身体の外側で、吸収されてはじめて身体の中と言えます。

その入口が腸というわけです。

腸とは何かといえば、身体の内と外を分ける玄関口です。腸が玄関口であるなら、腸内環境とはその玄関まわりの状態を言うのです。玄関から外側の環境と、玄関から内側の環境。どちらも考える必要があります。

玄関口から外には、口から胃、十二指腸での消化や、腸内細菌のバランス、小腸そのものの汚れが関わります。

玄関口から内では、免疫細胞や血液循環が重要になります。

腸内環境が大事というのは真実です。大事にするために、まず腸そのものがどういったものなのか、腸内環境というのが何を指しているのかを明確にしていくことが大切です。

まず、腸そのものについてお話ししました。腸は身体の玄関口です。

続いては腸内環境について、玄関口の外側からお話ししていきます。

身体にいいものを食べたからヨシッ、ではない

栄養というのは、腸で吸収されてはじめて身体の中に入ります。つまり、腸で吸収されなければ、どんなに栄養豊富な食べ物も意味がありません。腸という玄関口を通ることができるのかどうか。それを決めるのは、玄関口から外側の腸内環境です。

外側の腸内環境は、

・口から胃、十二指腸にかけての消化がうまくできているか
・小腸の汚れがないか（カビや菌の繁殖）
・腸内細菌のバランスが良いか（善玉菌が多いか）

この3つがポイントとなります。ここに問題がある状態では、どれだけ栄養に気をつけた食事をしても、十分に吸収できずもったいないことになります。

食事についての記事でよく見るのが「〇〇を良くするために必要なたった1つの食材」といった見出しです。食事だけでなく、いろいろなテーマの記事でこのような構文を見かけます。この構文がどうこうではないのですが、「これだけ食べておけばいい」みたいな記事は、私は信用できません。私たちが悩む事柄は、何か1つを変えるだけで解決するなんてことはないと知っているからです。1つを変えるだけで解決するくらい軽い問題なら、そもそも問題にしません。

食事、栄養といったテーマでも同じです。何か栄養バランスにすぐれた食材を食べるようにすれば万事解決なんてことはありえません。すべてはバランスです。食べるものも大事ですし、食べたあとに消化吸収がちゃんとできていて、体内で栄養として循環して、古くなったら排泄するところまでが完了できているか、一連の働きをトータルで気をつけるのが本当の栄養学です。

そうした意味で、この外側の腸内環境はとても大事です。一般的に言われる腸内環境では、3つめの腸内細菌についてフォーカスしていることがほとんどです。しかし、1つ目と2つ目をクリアしていなければ、3つ目だけ良い状態にしていても効果は半減です。

1つ目の口から胃、十二指腸にかけての消化がうまくできているか、というポイントについて、良い悪いをジャッジする目安は胃酸です。胃酸がきちんと出ているかどうか。

逆流性食道炎という症状で整体にお越しになる方がよくいますが、逆流性食道炎は胃酸がきちんと出ていない代表的な症例です。胃酸は口から嚥下されてきたものを溶かす役割があり、消化液としてとてつもなく強力な酸性を誇ります。胃酸でしっかり溶かせるから、その後の小腸での吸収が楽にできるのです。つまり、胃酸が弱ければ十分に溶かせず固形物が小腸に流れていってしまいます。

胃酸が弱いと口や十二指腸にも影響が出ます。逆流性食道炎では胃酸が弱いがために逆流を防ぐ弁が作動せず、胃液が食道へ逆流してしまいます。本来の胃酸が逆流したなら、食道は瞬時にただれてしまい、むかむかするでは済まないほどの激痛に襲われるはずです。胃酸が弱いので、胃もたれや食道の炎症で済むのです。しかし、身体的には胃酸が弱いのは困ります。消化ができないのでは吸収もできず、やがて生命の危機に陥ります。

危険を回避するため、身体は胃を休める選択を取ります。食べ物が入ってきて胃に負担をかけないよう、〝食べにくく〟します。それが口内炎や口周りのニキビ、吹き出物です。原因不明の歯痛や顎関節のトラブルも身体のサインの可能性があります。

また、胃酸が弱いと、胃酸を中和するために分泌される胆汁や膵液の成分が変わります。成分が変わるとだんだんと分泌液がドロドロになっていき、胆のうや膵臓でつまりを起こしてしまいます。分泌がスムーズにできないと、今度は胃酸の中和が十分にできず、十二指腸が胃酸で溶かされて炎症や十二指腸潰瘍を引き起こすこともあります。

そのほか、胃酸が弱く胆汁がちゃんと出なくなると脂質の乳化ができなくなるので、脂ものが重く感じだします。

ある程度年齢がいってからの「肉が食べられなくなった」というあるあるも、実は胃酸が弱くなったことによる消化力の低下が原因です。胃酸が強ければいくつになっても脂ものをおいしく食べられます。もちろん胃酸だけでなく、のちほどお話しする消化酵素の力も必要なので、これも胃酸だけ良ければ、とはなりません。ただ胃酸は大きなポイントです。逆流性食道炎の方は、間違っても胃酸を止める薬を使わないようにしてください。

2つ目、小腸の汚れがないか（カビや菌の繁殖）についてです。汚れというのは、流れてきた食べ物の残りかすが腸壁の絨毛に絡まって残ってしまっていることや、カビや細菌の繁殖のことを言います。

十二指腸まででしっかりと消化できていれば起こりにくいことですが、どうしても残ってしまった固形物、細菌やウイルス、薬剤などの人工物が多いと汚れとして残しがちです。小腸は玄関口ですから、玄関の目の前にゴミが捨てられているようなものです。しかも、そのゴミにはカビが生えていたり、細菌がうじゃうじゃ繁殖している。そんな環境はイヤですよね。

さらに、そういったゴミが玄関口から中に入って来てしまうことだってあります。

リーキーガットという、腸壁にすき間ができてしまう状態になっていると、これらの汚れが体内に入りたい放題です。そうなると、身体の中は大変です。

小腸に汚れを残さないためには、消化がきちんとできていることも大事ですし、汚れをかき出していくようなこまめな掃除が必要です。その働きをするのが、食物繊維です。消化されない繊維がほうきのように汚れを集めて捨ててくれます。食物繊維については、戦前と比べると約4分の1しか食べられていないという調査結果がありま す。やわらかい食べやすい食べ物ばかりになっているということですね。繊維の豊富な野菜をしっかり食べることを意識しましょう。私がおすすめするのはイモです。サトイモ味噌汁を毎朝食べると、食物繊維もしっかり摂りながら、腸内細菌のバランスも良くできるので優秀です。

最後に3つ目、腸内細菌のバランスが良いか（善玉菌が多いか）については、たくさん情報が出ているので今さらのように感じるかもしれませんが、それだけ大事なポイントなのは間違いないのでおさらいをかねてお話ししていきましょう。

腸内細菌は3種類あり、善玉菌、悪玉菌、日和見菌と分けられます。このうち、全体の大多数を占めるのは日和見菌です。日和見菌は名前のとおり、日和見する動きをします。つまり、善玉菌と悪玉菌のパワーバランスをみて、強いほうに付いていくのです。人間社会と同じですね。おもしろいものです。

さて、善玉菌と悪玉菌は、こちらも名前のとおり、健康に対して良い働きをしてくれるのが善玉菌であり、良くない働きをするのが悪玉菌と呼ばれます。この2つはシーソーの関係で、共存することがありません。どちらかが増えれば反対は減ります。腸内環境にとってどちらが大事かと言えば、もちろん善玉菌です。善玉菌をどうやって増やすか。世の中で出回っているのは、基本的にここに注目しています。

善玉菌を増やすにはどうすればいいのか。それは、善玉菌のエサとなるものをたくさん送り込むことです。善玉菌にとってのエサは菌です。乳酸菌やビフィズス菌など、○○菌と呼ばれるものは善玉菌のエサになります。共食いをしているような怖さがありますが、同族で争うのも人間社会と似たようなものです。むしろ、菌がそのような性質だから、人間もそうなのかもしれません。

少し話がずれますが、体内に棲んでいる菌（微生物）がどのくらいいるか、ご存じでしょうか。

腸内だけで約１００兆個を超えるそうです。ちなみに、人体を構成する細胞の数は37兆個といわれており、細胞よりも細菌のほうが多いのです。こうした細菌は、身体が正常に機能するためにとても大きな役割を担っています。人は生物としての進化の過程で、体内に大量の微生物を共生させることでさまざまな環境に適応できるようになりました。腸内細菌がその代表格ですが、たとえば細胞の中にいるミトコンドリアという器官もそうです。ミトコンドリアは元々別の生物で、ミトコンドリアを取りこんだことで大量のエネルギーを作り出し活発に活動することができるようになったと言われています。

腸内細菌も、生まれたときから身の回りにいる菌を取り込み、共生してもらっているのです。彼らの働きがなければ、腸内環境を正常に維持していくことができず、それはわりとすぐに生命活動の危機に繋がります。

腸内環境は精神面にも強く影響します。腸内環境が悪いとイライラしたり、不安感に襲われたり、感情的に不安定になりやすくなります。腸内環境の決め手の一つである腸内細菌は、私たちの精神面にも繋がってくるのです。
どちらがどちらに従っているのでしょうか。そう考えると、ちょっと背筋がブルッと震えますね。

さて、そうした哲学チックな問いかけは置いておき、現実的な問題としての腸内細菌のバランスは善玉菌をいかに増やせるかにかかっています。反対に、悪玉菌が増えてしまう要因を防ぐことも必要です。

悪玉菌はタンパク質やアミノ酸を分解する働きがあります。これも大切な仕事です。しかし、そのときに硫化水素やアンモニアなどの有害物質や発がん物質、細菌毒素などを出すので、あまり増えても困ります。悪玉菌は食べ物の残りかすが腐敗することで増殖します。

食べ物の残りかすということは、やはり口から胃、十二指腸での消化が甘いことで固形物が残ってしまっていることが原因です。または、消化しづらいもの、消化できない物質が入ってくることでも起こりえます。

たとえば肉類は消化しづらい食べ物です。肉の消化には24時間かかると言われており、消化し終えるまでは腸内に留まります。ここで少し想像してみていただきたいのが、腸内の温度です。脇で測る体温がだいたい36℃くらいですので、腸内もそれより低いことはないでしょう。36℃と言えば、猛暑です。36℃の部屋の中に食べ物を24時間置いていたらどうなるか、想像できますか？

確実に傷んで腐りますよね。色が変わって腐敗臭が漂い、白かったり青かったりするカビが生えているかもしれません。

そんな状態があなたのお腹の中で起こっているとしたら、どうでしょう。嫌ですよね。お肉にかぎらず、便秘になっていればほぼ確実にそうなります。その腐った状態が、悪玉菌にとっては快適な環境なのです。

そのため、腸内細菌のバランスを良くするためには、便通を良くすることも大事です。吸収が済んだ残りカスである便はすみやかに排泄しなければなりません。便秘が良くないのはそのためです。便秘に比べれば、下痢のほうがいくらかはマシです。

下剤は善玉菌を含めて腸内細菌をごっそり削るようなものなので、最終手段です。

食物繊維をたくさん摂り、蠕動運動という便を肛門に送り出す動きがしやすいように、体幹を動かす運動を心がけるといいでしょう。水分をたくさん摂ることも意識しましょう。

しかし、善玉菌が増えていれば便秘も下痢も起こりませんので、最後には善玉菌をいかに増やすか、に行きつきます。善玉菌のエサとなる菌をたくさん口にするようにしましょう。

菌であればなんでもいいのですが、おすすめは納豆、味噌、漬物です。やはり昔からの日本食はポイントを押さえています。ヤクルトやヨーグルトも菌は豊富ですが、砂糖が多いので個人的にはすすめていません。砂糖は小腸にカビを生やします。昔ながらの発酵食品が最適でしょう。

さて、外側の腸内環境について、3つのポイントをお伝えしました。身体にとっての玄関口、ここをキレイにして栄養豊富な食べ物をスムーズに運び込み、不要なものは速やかに捨てる。これで腸内環境の半分はOKです。次は残り半分、内側の腸内環境について解説していきます。

免疫工場としての腸

腸を玄関口としたとき、玄関の外側には口からはじまる消化器があり、その経路を食べ物がスムーズに通っていけるように整備することが大事です。食べ物の交通整備と言ってもいいでしょうか。

では、玄関口の内側はどうなっているのか。栄養として——あるいは招かざる異物が——体内に入って来てからのほうがよりシビアです。なぜなら、ここからが体内、身体の中身です。外側はなんと言っても外側なので、ある程度ファジーでも成り立ちます。

はじめのほうでお話しした、恒常性（ホメオスタシス）は覚えているでしょうか。身体は恒常性を保つことを最優先事項としています。その保つべきものとは、脳へのブドウ糖供給と血液成分のバランス、血圧です。これらはとても厳しい基準で管理されています。ちょっとした誤差でも身体は大慌てで警報を鳴らし、すぐに正常値へ戻すことに全力を傾けます。

そんなシビアな世界である体内にあって、腸はどういった役割を持つのか。もっとも大きな役割は「免疫細胞の製造」です。

免疫には2段階があり、一次免疫、二次免疫と段階が分けられます。一次免疫は自然免疫とも言われ、体内に侵入した異物の排除や壊れた細胞の撤去が主な仕事です。二次免疫は獲得免疫と呼ばれ、たとえばインフルエンザやコロナなどのウイルス感染から抗体を作り出し、同じウイルスに対して感染を防ぐ仕事をしています。免疫に関してはこまかく言うと本当にこまかいので、ここでは大まかに捉えてください。

腸が作り出す免疫細胞は一次免疫で活躍します。体内の免疫細胞のうち、約7割は腸で作られているので、腸の状態がそのまま免疫の強さと言っても差し支えないでしょう。ちなみに、なぜ腸で7割もの免疫細胞が作られるかわかりますか？

それは、腸が玄関口だからです。消化されなかった食べ物や細菌、ウイルスといった異物が入ってくるのは玄関口である腸からです。腸こそ免疫細胞がもっとも活躍するステージです。

もちろん、活躍せずにいられるのならそれが一番ですが、完璧はありません。広げればテニスコートほどもある小腸は、どこから侵入されてもおかしくありません。侵入してきた異物を放置してしまうと、体内の微妙なバランスが崩されてしまいます。いち早く見つけ出し、仕留めるには腸で作っておくのが最適です。

また、これは近年になってですが、小腸の絨毛《じゅうもう》が血を造っているのではないか、という研究結果が出てくるようになりました。それまでは、骨髄が血を造るのだと言われていましたが、実は腸が血液の工場でもある可能性が出てきました。

免疫細胞も作り、血液も作る。栄養の消化吸収も腸が行う。もっと言えば、神経伝達物質の大半も腸で作られています。調べてみると、脳よりも腸での神経伝達のほうが活発に行われているということもわかっています。脳以上に腸のほうが「考えている」のかもしれません。

腸脳相関という言葉があります。腸と脳はお互いに関係し合っている、という考え方です。新しいものではなく、古くからこの考え方はありました。日本語には腸を使った感情表現があります。

- **腹が立つ**
- **腑に落ちる**
- **太っ腹**
- **腹黒い**

頭で捉えているはずの感覚を、腸を使って表現するのは、脳と腸が繋がっていることを昔の人も経験的に理解していたのでしょう。

腸内環境が悪くなるということは、単に栄養を吸収しづらくなるだけではありません。それ一つとっても生命の危機ですが、免疫力の低下、ホルモンバランスの乱れ、血液循環の低下も確実に起こります。そして、そこから身体的にも感情的にも悪い影響が伝播し、私たちの健康的な生活が侵されてしまいます。

腸内環境は大事です。なぜ大事なのか、その重要性を本当に理解していることで、あなたとあなたの大切な人の健康を良い方向に導くことができます。

巷の表面的な情報だけでは「へー、なるほど」で終わります。もっと深いところまで知っていただき、そして、日々実践していただきたいと願っています。


さて、ここまで「これがアカンなら、全部アカン」4つの特徴について解説してきました。自律神経、血糖値、概日リズム、そして腸内環境。これらはどれも大事で、どこか一つでも調子を崩すと健康を害してしまいます。どれか一つと言いながらも、どこかが悪ければ連鎖的に悪循環へ陥るので、実際に私たちがアプローチするときはこれらをすべて包括的に考えながら施術を行います。

最後に、次の章ではここまで説明してきた4つのテーマの問題をこれ一つで解決してしまえる存在について述べていきます。それが〝筋肉〟です。筋肉は健康に欠かせません。その理由は科学的に証明されているので、その点も合わせて説明していきます。

第 7 章

寝て、食べたら、最後は運動

筋肉は裏切らない

よく筋トレ好きの間では「筋肉は裏切らない」と口にされます。

私は高校生のころ、ラグビーに打ち込んでいたので、トレーニングも熱心にしていました。毎日、朝練、夜練というのが当たり前でした。カイロプラクターとなってからも技術の練習、解剖学の勉強は欠かしませんでした。そうした努力は必ず自分の血となり肉となり、生涯の財産になっていると実感しています。

筋肉は裏切らない、という言葉もそういった、努力は必ず実る、という概念的な言葉だと思っていました。しかし、機能性栄養学を学ぶことで、科学的に筋肉は裏切らないのだということを理解できました。

筋肉は身体と心の健康を支える、最も大きな要素とさえ言えるかもしれません。筋肉がしっかりと付いていて、筋肉を使うことができていればたいていの健康問題は解決します。

そう、つまり、これまでお話ししてきた「血糖値」「自律神経」「腸内環境」「概日リズム」これら癒しの環境の問題は、筋肉で解決できるのです。

「脳筋」という言葉をご存じでしょうか。インターネットスラングの一つで、問題が起こったら力任せで解決しようとする、脳まで筋肉でできているような人物や考え方を揶揄した造語です。言い得て妙だなと思います。実際、脳は筋肉とは作りが違いますが、筋肉からの刺激を受けて活性化する面がありますし、筋トレで脳が活性化することは実証されている事実です。

私や私の会社の幹部は、ある意味「脳筋」かもしれません。何か問題があっても、自分が身につけてきた力（技術やマインド、知識）で正面突破してきました。それが世の中の正解とは言いませんが、正面突破する力は大事です。その上で、知略を尽くす。知略ばかりが先に来ては、立ち向かうことができません。人生、逃げることは恥ではありませんが、逃げられないときが必ず来ます。そのときに正面から立ち向かっていけるだけの力を身につける。

力、力と言いすぎると暴力的なイメージになってしまうかもしれませんが、暴力は力の使い方をコントロールできていない未熟な結果です。自分の持つ技術、知識、精神性を理解して大切な人のために効果的に振るえば〝実力〟です。

筋肉は、人体にとってまさに問題を正面突破するための実力です。筋肉を付けていけば、健康問題の半分は解決です。もちろん、すべては解決できません。そこは、これまでお話ししてきたことを十分に理解して、バランスを取ることが大事です。しかし、筋肉は欠かせません。

では、具体的に筋肉がどのように健康問題を解決するのかを解説していきます。

①血糖値を安定させる

血糖値の乱れは大きな問題です。検査でも見つけづらい血糖値の乱れをコントロールすることが、心身の健康を維持する秘訣ですが、そのコントロールに筋肉が大いに役立ちます。

血糖値の問題を簡単におさらいしましょう。

血糖値とは血液の中の糖の割合で、基準は5ℓのうち5g。これより高くても低くてもいけません。しかし、現代の食事ではほとんどの場合、簡単にこの基準値を大きく超えてしまいます。そうすると、血液中に溢れた糖を減らすためにインスリンが駆け回り、血糖値の乱高下が起こることで身体は大きなストレスを受けます。慢性化すると、インスリン抵抗性や低血糖を引き起こし、さまざまな症状、病気の元となります。

この血糖値の問題でポイントとなるのは、食事によって大量に流れ込む糖の行き場です。糖はそもそも、細胞でエネルギーを作り出すために必要な燃料として必須の栄養素ですので、糖を摂らないという選択肢はあまり好ましくありません。しかし、摂りすぎてしまうから、行き場のないあふれた糖の後始末に四苦八苦するのです。つまり、行き場があれば問題ではなくなります。糖の行き場とは？　それこそ筋肉です。

筋肉を動かすために糖を燃やすので、筋肉が大きく、たくさん使っていれば糖の消費が進み、血糖値の乱高下が起こりにくくなるのです。逆に、筋肉が小さく、あまり使うことがないとエネルギーも作る必要がありませんから、糖の消費が少なくなり、よりインスリン抵抗性になりやすくなります。

インスリン抵抗性ってなんだっけ？と思ったら、第4章を読み返してみてください。人間は忘れる生き物です。忘れたら思い出せばいいのです。私は物忘れの天才ですから、忘れることを前提に行動しています。その場でメモを取る、人にリマインドをお願いする、やることは後回しにしない。人は同じことを6回言われてはじめて理解すると言います。苦手なことは10回以上言われないと頭に入りません。本はすぐに読み返せるのが良いところです。ぜひ、何度も読み返してください。

インスリン抵抗性はほとんどの不調の原因となります。インスリン抵抗性を予防できるということは、ほとんどの不調を予防できるということです。筋肉はそのためにとても重要なのです。

血糖値の安定のために糖質制限も大切です。しかし、糖質はもれなくおいしいものばかりです。一念発起、糖質制限を始めて、ずっと継続できている人はどれだけいるでしょうか。1カ月以上続けられれば超人だと思います。糖質を求める本能にはなかなか抗えません。

しかし、筋肉があれば、糖質制限をする必要が0とは言いませんが、かなり緩い制限で済みます。糖質を摂っても消費できればいいのです。現実的にも、筋肉を付けることのほうが、食事制限よりよっぽど効果的です。

②便秘を解消する

筋肉を動かすことは腸内環境にも良い影響を与えます。腸内環境を良くするためには、善玉菌を増やすこと、悪玉菌を増やさないことが大事だとお伝えしました。善玉菌を増やすには乳酸菌などの〝菌〟をたくさん摂ることがおすすめです。悪玉菌を増やさないようにするのは、腸内に便を残さないことが大切です。吸収が済んだら、できるだけ早く排便する必要があります。

腸の中の便を肛門に向けて動かすための動きを蠕動《せんどう》運動と言います。これは腸そのものではなく、周りの筋肉の動きによって行われます。腹斜筋《ふくしゃきん》や腹横筋《おうふくきん》、大腰筋《だいようきん》といったいわゆるインナーマッスルがその役割を持ちます。

なかでも大腰筋は大きな筋肉で、背骨から足の付け根に掛けて、お腹の中を突っ切るように付いていますので、この大腰筋をよく動かすことで蠕動運動を促進することができます。日常的に体幹を動かすことの少ない人は、物理的に便が動かせないので便秘になりがちです。デスクワークは要注意です。

大腰筋を動かすには歩くことが一番です。一日の歩数を測っている人は、1万歩を目安にしてみましょう。どうしても歩く時間や環境が整わない場合は、座ったままで上半身をひねるだけでも効果があります。

③血液循環を良くする

これは言うまでもないですが、血液の循環は本当に大事です。血液は酸素やホルモン、栄養素、免疫細胞を全身の細胞に送り届け、老廃物や毒素を回収して捨ててくれます。お金は会社にとっての血液だという表現があります。逆輸入的に表現するなら、血液は健康の通貨です。血流が悪ければ身体の中が不景気になり、あっちもこっちも働きが悪くなり、全体の活気がなくなります。血流が隅々まで行き渡るというのは、私たち庶民にもお金がちゃんと回ってきて景気が良いようなものです。

そうした血液はどこが動かしているでしょうか。心臓でしょうか？　実は心臓は、送り出すことはできても戻すことはできません。心臓から末端へ送り出された血液を心臓に戻すのが筋肉の収縮運動です。筋肉の動きが弱ければ血液が心臓に戻らず、それは次に送り出す血液が滞るわけなので、全体の循環が悪くなります。

筋肉が血液の循環の決め手となります。つまり、身体の中の景気を決めるのは筋肉なのです。

特に下半身の筋肉がポイントです。下半身に流れた血液は重力に逆らって心臓に戻されなければいけないので、より強力にポンプする必要があります。健康に長生きしたいならふくらはぎを鍛えなさい、とよく言いますが、そのとおりです。ふくらはぎは第二の心臓と言われる重要な筋肉です。

血液循環は、実は血糖値の安定とも繋がります。なにせ血糖値は血液内の問題ですから、血液そのものが循環していないとインスリンもがんばれません。そして、筋肉が糖質を消費すれば血糖値の安定になると言いましたが、消費した後の老廃物の処理も大切です。これも血液が回収してくれればクリアです。筋肉様様です。

一部ですが、筋肉が健康に大きく貢献していることをお伝えしました。血糖値の安定だけでもとてつもない貢献です。筋肉って大事なんだなと思っていただけるはずです。

しかし、一つ問題があります。

それは、とはいえ「筋トレはしんどい」ものだということです。

「筋肉を付けたほうがいいのは言われなくてもわかっているけど、運動が嫌いだしきつくて続かない私はどうすればいいの？」という声が聞こえてきます。そうですよね。運動したほうがいい、筋肉を付けたほうがいいことは皆さん知っています。けど、しんどいから続かない。そもそも、仕事や家事、育児で疲れ果てていて、運動をするような余裕がない、という方が多いと思います。

実は、この「疲れて運動をする余裕がない」というのも筋肉で解決できます。そこには精神論ではなく、科学的に納得できる理由があります。

「疲れた……」ときこそ運動でミトコンドリアを活性化

仕事から帰ったら疲れて動けない、もう何もしたくない、という毎日を送っていませんか？　休みの日も疲れが抜けていなくてだらだらして、気づいたら一日が終わっていた、なんて週末を繰り返していませんか？

多くの日本人に当てはまると思います。

この「疲れて何もする気にならない」というのは、あり方で言えば、無目的無目標であったり、物事の優先順位をつける習慣がない、と言えるのですが、ここでは身体的に「がんばれない」状態だという問題として扱います。

気合いや根性ではなく、科学的な話です。

人はエネルギーがなければ動きません。エネルギーというのはＡＴＰという物質で、アデノシン三リン酸の略です。ＡＴＰは細胞が活動するためのエネルギーであり、つまり私たちが生きていくためのエネルギーです。身体を動かす、考える、寝る、内臓が働く、思い悩む、身体を癒す……すべてＡＴＰを使います。

血液が身体の中の通貨だと言いましたが、このＡＴＰこそ通貨と言ったほうが正確かもしれません。血液はＡＴＰを産生するための酸素や酵素、糖を運ぶ運搬車とも言えます。

ＡＴＰを使うことで身体はあらゆる活動を行うということは、ＡＴＰがなければなにもできなくなるということです。仕事から帰って疲れ果てているとき、家事や育児で目が回るような一日が終わったとき、休日の朝に何のやる気も出ないときはこのＡＴＰが少なくなっているのです。

使えば減るのはお金と一緒で、活動してＡＴＰが尽きてしまえば、また産生されるまで身体は活動が鈍くなります。下手に動いてＡＴＰが切れてしまうのは生命の危機です。スマホのバッテリーが少なくなったときに省電力に切り替わるようなものです。やまたＡＴＰが一定以上溜まるまで、本能的にやる気というものは生まれません。

る気になったら身体としては困るからです。ここを理解していないと、次のようなことが起こります。

- **やる気が出ない自分はだらしない人間だと感じる**
- **やらなきゃとは思うけど、後回しにしてしまう**
- **やります、と口にするのにやらない人にイライラする**

やる気が出ない自分や、やる気のない（ように見える）相手を責めてしまうのです。本人の意思の問題の場合もありますが、身体の問題かもしれない、むしろ現代人にはその可能性のほうがよっぽど高いと理解していないと、不必要な人間関係の不和を生みます。その先にあるのは、不幸な人間関係、自傷行為、休職や離職、うつ病、そして自殺です。

意思は弱いものです。それは人間としての性質です。個人の問題ではありません。意思よりも本能が勝ります。本能は生き残ることを優先します。ATPが不足すれば死んでしまうのだから、当然休もうとします。責めるべき相手などそこにはいません。

これは、特に経営者、管理職、親の立場にある人は知っておきたい事実です。

重い話になったかもしれませんが、運動をする気が起きないのも同じです。ＡＴＰが少ないと普段の生活の中に新しく運動を取り入れる余裕がありません。

けれど、運動をして筋肉を付ける、筋肉をしっかり動かすことは健康にとってとても大事です。

どうすればいいか？

筋トレをすることです。

矛盾しているように聞こえますが、ＡＴＰを新たに作り出すには筋肉を動かすことが効果的なのです。ＡＴＰを作るミトコンドリアの量は運動量に比例して増えるからです。

ミトコンドリアは私たちの細胞の中に共生する、元々は別の生き物だった器官です。ミトコンドリアを取り込むまでの生物は、１の栄養から１のエネルギーしか作れないので生命活動を維持することで精一杯でした。しかし、ミトコンドリアを取り込むことで1の栄養から10のエネルギーを作り出せるようになり、生命活動以外にも活発に行動できるようになったと言われています。

人体の細胞の中では、取り込んだ酸素や糖といった燃料を元に、ミトコンドリアの中でATPの産生が行われています。火力発電所をイメージしてもらえればわかりやすいでしょう。酸素や糖を燃やしてATPというエネルギーを作り出すのです。

単純に、ミトコンドリアの量が多ければ作られるエネルギーは増え、ミトコンドリアが減ればエネルギー量は減少します。ミトコンドリアの量は、筋肉をどのくらい動かしているのかで変動します。

筋肉をたくさん動かせば、それだけ必要に迫られてミトコンドリアが増殖するのです。よくできています。

つまり、ATPを増やすには筋肉を動かすことが効果的です。

でも、その運動をするやる気が出ないのはATPが少ないから、と言ったばかりですね。堂々巡りでしょうか。

安心してください。ＡＴＰを増やすきっかけを作れればいいので、はじめから激しい運動をする必要はありません。長い時間を確保することもなく、１分でも十分です。ポイントは、筋肉を〝動かす〟ことです。筋トレというほどきついことをしなくても、筋肉が伸び縮みすれば〝動いた〟という刺激は入るのでミトコンドリアが活性化していきます。

・寝る前の簡単なストレッチ
・起きたときの大きな伸び
・いつもよりちょっと長く歩く

このくらいから始めましょう。

続けていくうちに、だんだんとＡＴＰが増えてきて、ちょっとやる気が出てきます。そうなったら、ちょっとやってみようかな、と気楽に運動をしてみると良いでしょう。近所の散歩やネットで調べたストレッチを試したり、できそうなものをやってみてください。

「疲れたなぁ。何もしたくないなぁ……」というときには、まず自分を責めないこと。自分の意思ではなく身体の問題として「エネルギーが減ってるのかも」と冷静に思えるようにしましょう。

そして、ほんのちょっとずつでいいので、何か筋肉を動かすことをしてみる。続けていくうちにやる気が出てきたら、ちょっと運動量を増やしてみる。

気づけば、運動することが苦にならなくなっていて、知らぬ前に身体の健康になっている！　最高ですね。

運動は大事です。何のために大事かと言えば、健康のため。それは一生続く課題なので、運動も続けられることが何より大事です。

何のために運動をするのか、どういった効果があるのかをここで知っていただき、無理なく自然とできるやり方を自分で選んでいけば、あなたの健康は保証できます。

リズム運動で心と身体の調律

さて、次に筋肉を付けることによる、別の効果についてお話しします。

運動をすることで筋肉が動かされ、血糖値や腸内環境、血液循環はもちろんのこと、ＡＴＰ産生という生きるために最も重要な働きにも良い効果があります。

もう一つ、筋肉を付けることで得られるのは、精神面での効果です。身体だけでなく、心の安定にも筋肉は貢献します。

人の感情はどのように生まれると思いますか？

怒りや喜び、哀しい、楽しいといった感情は、人の持つ大きな特徴です。原始的な脳しか持たない生き物には、こういった感情は見られません。哺乳類であれば感情があることがわかりますが、人間ほど多様なものではないでしょう。喜怒哀楽の４つにはとてもではないけど収まらない、豊かな感情表現が人間にはできます。1人では生きていけない人間だからこそ、仲間と絆を結ぶ共感共鳴を生むために培われた、生き残るための武器とも言えるかもしれません。

どのような解釈にしろ、感情は自然に沸き起こります。感情そのものを止めることや、どういった感情になるかは、自分の意思ではコントロールしづらいものです。コントロールできないからこそ、その感情に振り回されてつらい思いをすることもあります。自分も他人も、感情をコントロールできたらどれほど人間関係が楽でしょうか。もっとも、そうなったら喜びもなくなるかもしれません。

科学的に人の感情を理解するならば、脳内物質の分泌が鍵となります。脳内物質というのは、たとえばノルアドレナリンやドーパミンといったもので、どこかで聞いたことがあるのではないでしょうか。

まず、代表的なこの2つの脳内物質がどういったものかをご紹介します。

ノルアドレナリンは集中力を発揮するために分泌されます。勉強に集中するとき、試合に臨むとき、意中の相手に想いを告げるときなどにノルアドレナリンが分泌され、私たちの意識は1つに焦点を当てるように絞られます。これは言い換えると緊張状態とも言えます。ノルアドレナリンの量が増えると緊張度が増し、過剰になるとイライラや焦り、恐怖といった感情を感じやすくなります。反対に、ノルアドレナリンの分泌量が少なすぎると集中力が低下して、気怠さを感じやすくなります。

ドーパミンは快楽物質と言われており、やる気や多幸感を感じるために必要です。ドーパミンが過剰になると快楽性が増すので依存症になりやすくなります。ストレスを感じたときに買い物やギャンブル、アルコール、セックスなどに走るのはドーパミンを分泌させることで紛らわしたいという逃避でもあります。ドーパミンが少ないと、物事に満足感を得られず不満を溜め込んだり、やる気が出なくなります。

このほかにも感情が動くときに分泌される脳内物質があり、その分泌量によって私たちの感情が変わっていると言えます。感情がそうやって決まっていると言われると、なんだか味気のない感じですが、これは科学的な一つの見方と思ってください。しかし、事実、脳内物質で感情が変わります。

たとえば、イライラしやすいという人はノルアドレナリンの分泌が過剰になっている傾向があります。本来なら5でいいところを10分泌されてしまい、神経質になってしまうのです。これも、先ほどのATPの話と同じで、その人の意思や性格とは関係がないことがわかりますよね。

- どうしてもイライラが抑えられない
- 子供が言うことを聞かないと声を荒げてしまう
- 職場で怒鳴ってばかりいる
- 自分でも後でなぜあんなに怒っていたのかわからないのに、その場では怒りを我慢できない

それは誰かのせいでもなく、自分のせいでもなく、脳内物質の問題かもしれません。そうであるなら、他人や自分を責めても的外れです。これも、人間関係の不和が起こ

るあるあるです。こうした感情の揺れ動き、脳内物質の分泌に筋肉がどのように影響するのか。答えは、セロトニンというホルモンにあります。

セロトニンは、幸せホルモンと呼ばれており、人が幸福感を感じるために必要だと言われています。体内のセロトニンのほとんどが腸で作られており、腸内の神経伝達物質として働きます。よく腸活でセロトニンを増やしましょう、というキャッチフレーズがありますが、腸内環境を良くしてセロトニンを増やすというのは効果的です。

実はこのセロトニン、腸のホルモンですが、脳内物質の分泌にも関わります。ややこしいのですが、腸のセロトニンと別に脳内で分泌される別のセロトニンがあり、脳内物質のセロトニンがほかの脳内物質の分泌をコントロールする働きを持っているのです。脳のセロトニンは、腸のセロトニンが分泌された後に作られるルールがあります。

ノルアドレナリンやドーパミンといった脳内物質が過剰に多く、少なくなってしまうことで感情が激しく揺れ動いてしまいます。その背景には、セロトニンが足りていないことで分泌を適切にコントロールできていないという科学的な現象があるのです。

そして、この脳のセロトニンをしっかりと分泌させる条件の一つが筋肉を動かすことです。

特にリズム運動が効果的です。リズム運動とは、一定のテンポで繰り返す運動のことです。音楽に合わせた体操やスポーツの基礎練習のような反復動作、歩くというだけでもリズム運動になります。こういったリズム運動をすることで脳内でセロトニンが作られ、感情のコントロールが効きやすくなります。

条件として、15分は続けて運動する必要があります。途中で止めてしまうと分泌も止まってしまうので、邪魔されない環境を作ることが大切です。15分間続けられる運動であればなんでも構いません。取り組みやすいのは近所の散歩などでしょう。

筋肉は心すら癒すことができるのです。

筋肉は裏切りません。脳筋でしょうか(笑)?

しかし、事実です。心の安定を求めている方も、身体を動かすことからはじめてみてはいかがでしょうか。

セロトニンの感情面への効果については、学会でも研究発表されており、エビデンスのある情報です。その研究データを元にした、セロトニン分泌を促す整体手技も開発されています。私の整体院でも取り入れているので、興味がある方はお問い合わせいただければ詳細をお伝えできます。

整体はすばらしいものだとつくづく実感するのは、このセロトニンのように、肉体だけでなく、精神的にも人を救うことができるところです。人としての関わり方、カウンセリング技法だけでなく、手の技術で心も癒せる。しかも、感覚ではなく、科学的な事実として救えるのです。本当にすばらしい職業に就けたと感謝しています。

そして、この本を読んでいただくことで、一人でも身体と心を救うことができたなら、これほどうれしいことはありません。その先に、私たちの想いに共感する仲間が現れてくれるのではないかとも、実は期待しながら推敲しています。

ここまでたくさんの情報、知識をお伝えしてきましたが、知る、わかるだけではもったいないことになります。ぜひ、何か一つでもいいので実践してみてください。

やみくもに実践しても効果的ではないかもしれません。この本で伝えている知識を元にしてもらえれば、きっとあなたの心身は良い方向に向かって変わるでしょう。

おわりに　寝たら直る身体を目指して

さて、あらためてお伺いします。あなたは健康になりたいですか？

今、まさに健康に不安を感じて、いろいろなことを試してきたけど思うような効果を感じられないとしたら、それはそもそもの前提となる知識が間違っていたかもしれません。

それはあなたが悪いのではなく、本質に触れていない表面的な情報ばかりがあふれていることに問題があると私は考えています。そして、ここであなたを救うことのできる本質的な情報をお伝えできる機会を持てたことがなによりうれしいのです。

健康の問題は一生つきまといます。年齢を重ねるほど、新しい悩みが生まれます。

それをネガティブに捉えるより、より良く生きるため、より幸せな人生を送るための一つのきっかけだと考えたほうがいいですよね。そのためには、本質的な知識を持っていて、ありふれた情報に振り回されないことが大切です。

そして、何歳になったとしても、人は必ず健康になれます。どんなに重い病気だとしても、生きているかぎり身体は生きようともがき続けます。過剰な投薬などで身体に鞭打つのではなく、身体の本来の力を信じてあげましょう。

寝たら直る。それが本当に健康な証です。寝て起きたら、元気になっている。そうであれば、なんの不安もありません。

現代社会の食事、環境、文化風習は寝たら直る身体を作るには少し厳しい世界です。たくさんの誘惑や毒、なにより誤った情報があふれている社会を変えたい。みんなが本当に健康で活き活きとした社会に貢献したい思いから、この『読むだけ整体』の執筆を手掛けました。

この本で知ったことを、あなたのご家族や友人、職場の仲間に教えてあげてください。あなたが教えてあげることで救われる人が必ずいます。

1人でも多くの人を「寝たら直る」状態に導くため、私はこれからも発信し続けます。私の想いに賛同してくれた仲間と一緒に、本物の健康産業を世界に広げていきます。

最後に、この本を手に取っていただき、私の想いを受け取ってくださったことに心からの感謝を申し上げます。

ありがとうございます。

読むだけ整体

2024年7月31日　第1刷発行

著者	友田義大
編集人	佐藤直樹
デザイン	華本達哉（aozora.tv）
イラスト	為田洵
企画協力	張替一真
編集協力	尾上航
発行人	森下幹人
発行所	株式会社 白夜書房 〒171-0033　東京都豊島区高田3-10-12 ［TEL］03-5292-7751　［FAX］03-5292-7741 http://www.byakuya-shobo.co.jp
製版	株式会社公栄社
印刷・製本	TOPPANクロレ